신장병 예방과 치료 요양식

현대건강연구원 편

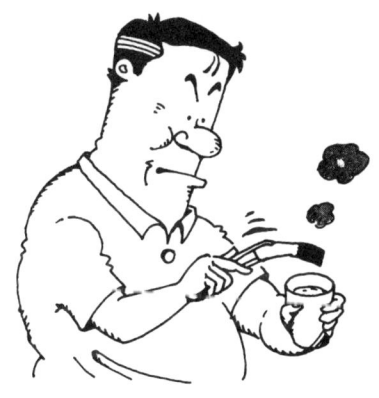

태을출판사

머 리 말

투석요법의 보급과 신장이식수술 등 요 몇십 년 간 신장병의 치료의학은 눈부신 진보를 이룩했다. 신장병 사망률도 급격히 줄었고 일보 걸리기만 하면 죽음을 기다려야 한다는 신장병의 어두운 이미지는 한 번 바뀌었다.

신장은 심장과 같이 쿵쿵 심하게 뛰지도 않고 위와 같이 저리는 통증도 없다. 다소 상태가 나빠도 불평을 하지 않으며 묵묵히 활동한다. 그런 만큼 병이 나도 자각증상이 적어 발견이 늦어지는 것이다.

신장이 나쁜 사람은 일찍 자신의 병을 알아차려 적절한 손을 쓸 수 있도록, 또 신장병이 없는 사람이라도 예방이나 건강관리를 미리 하게 하기 위하여 이 책을 썼다. 조금이라도 많은 사람들에게 도움이 되었으면 좋겠다.

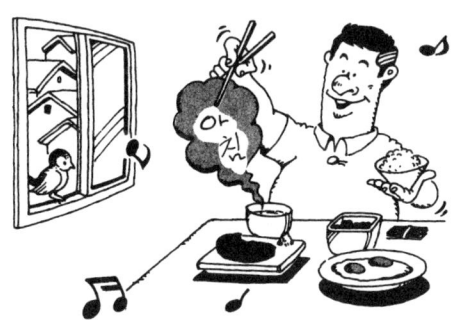

신장병 예방과 치료 요양식

□머리말 ·· 5

제1장 / 신장병은 이런 병이다 ·········· 11

신장은 이런 일을 한다 ················· 12
① 작지만 현명한 화학자 ·················· 12
② 요(尿)가 만들어지기까지 ············· 15
③ 신장은 컨트롤센터 ······················ 21

신장병의 증상 ····························· 26
① 요(尿)의 이상 ···························· 26
② 부종(浮腫) ································ 30
③ 고혈압(高血壓) ·························· 33
④ 빈혈(貧血) 그 외 ······················· 34

신장병의 여러 가지 ····················· 38
① 어린이에게 많은 급성신염(急性腎炎) ···· 38
② 자각증상이 없는 만성신염(慢性腎炎) ···· 42
③ 부종(浮腫)이 심한 네프로제 ············ 46
④ 여성에게 많은 신우신염(腎盂腎炎) ······ 49

5 격통이 오는 요로결석(要路結石) ············· *53*
6 조기 발견이 중요한 신종양(腎腫瘍) ········· *56*
7 신부전(腎不全)과 요독증(尿毒症) ············· *58*

제2장/신장병을 예방하기 위해서 ········ *61*

이렇게 신장병을 예방한다 ················ *62*
1 신장의 리듬은 일찍 자고 일찍 일어난다 ·············· *62*
2 체내의 물의 흐름을 원활하게 한다 ················ *65*
3 감기는 만병의 근원 ······························· *69*
4 성인병과 신장의 밀접한 관계 ················· *71*
5 성인병 예방식(成人病豫防食)의 권유 ·············· *77*
6 신장병에 걸리지 않기 위한 생활 ················ *79*

신장병의 조기 발견을 위해 ················ *85*
1 검뇨(檢尿)를 하자, 신장을 지키자 ·············· *85*
2 가정에서 할 수 있는 요검사(尿檢査) ············· *87*
3 혈압은 스스로 재자 ····························· *89*

제3장/신방병의 치료와 문제점 ········· *91*

약에 의한 신장병의 치료 ················ *92*
1 신장병에 특효약은 없다 ························· *92*
2 스테로이드 요법 ······························· *93*
3 이뇨제(利尿劑)와 이뇨강압제(利尿降壓劑) ········· *95*

④ 혈압강하제(血壓降下劑) ··············· 97
인공투석요법의 제문제 ··············· 101
① 투석요법이란 무엇인가 ··············· 101
② 투석요법에는 2종류가 있다 ··············· 103
신장이식(腎腸移植)에 의한 치료 ··············· 109
① 신장 이식의 현황 ··············· 109
② 신장 이식의 문제점 ··············· 110
신장병의 주요 검사와 내용 ··············· 113
① 요검사(尿檢査) ··············· 113
② 혈액검사(血液檢査) ··············· 115
③ 신생검(腎生檢) 그 외 ··············· 118

제4장/생활 관리 방법 ··············· 121

신장병과 함께 생활한다 ··············· 122
① 과보호는 금물 ··············· 125
② 일상 생활에서의 주의 ··············· 125

제5장/신장병의 식이요법 ··············· 129

신장병의 '의사'는 '식사'이다 ··············· 130
① 식이요법의 기본 ··············· 130
② 식이요법의 4대 포인트 ··············· 133
식단(食單)은 이렇게 짠다 ··············· 140

1 균형 잡힌 식사를 ······································· 140
2 식염 제한이 있을 때의 주의 ····························· 149
3 감염식(感染食)을 맛있게 하는 연구 ····················· 151
4 양질의 단백질을 취하자 ································ 153
신장병에 따른 식이요법 ·································· 156
1 급성신염의 식이 요법 ·································· 156
2 만성신염의 식이요법 ··································· 157
3 네프로제 증후군의 식이요법 ····························· 158
4 급성신부전의 식이요법 ································· 160
5 만성신부전의 식이요법 ································· 160
6 투석(透析)을 받고 있는 사람의 식이요법 ················ 162

제6장/신장병 환자를 위한 사계절 식단 ··· 163

봄의 식단 ·· 164
여름의 식단 ·· 180
가을의 식단 ·· 193
겨울의 식단 ·· 208
□ **신장병 예방의 포인트** ································· 221
□ **신장병 조기 발견의 포인트** ···························· 224

제1장

신장병(腎臟病)은 이런 병이다

신장(腎臟)은 이런 일을 한다

1 작지만 현명한 화학자(化學者)

몸에서 가장 중요한 일을 하는 장기(臟器)의 하나인 신장(腎臟)은 누에콩 모양을 하고 있으며 횡격막(橫隔膜) 아래 등뼈 양쪽에 하나씩 위치하고 있다. 크기는 어른의 주먹 크기, 두께는 한쪽 100~130g, 양쪽 합쳐도 300g 정도이며 체중의 약 200분의 1에 상당한다. 1개가 약 1.5kg 되는 간장(肝臟)에 비하면 그다지 큰 장기는 아니다. 그러나 그 작용은 간장에 조금도 뒤지지 않을 만큼 중요하여 서양에서는 신장을 가리켜 '작지만 현명한 화학자'라고 한다.

□ 노폐물의 처리

아시다시피 신장의 주된 일은 요(尿)를 만드는 것이다.

우리 인간의 몸 속에서는 항상 신진대사가 행해지고 있으며 단백질이 변화하여 요소, 요산, 크레아티닌 등의 유해한 질소산화물(窒素酸化物)이 만들어진다. 또 음식이나 빨아들인 공기에 섞여 체내로 들어오는 유해 물질도 적지 않다. 신장은 흘러들어 오는 혈액에서 이 유해 물질을

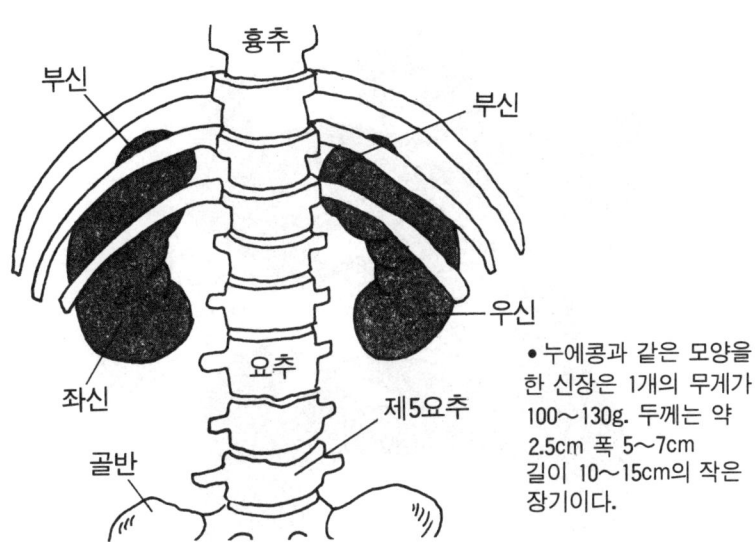

열심히 제거하여 혈액을 깨끗히 하는 작용을 하는 것이다.

그러나 신장의 일은 그것만이 아니다. 신장에는 또 한 가지 중요한 역할이 있다. 그것은 체액(體液)을 일정하게 유지하는 역할이다.

□ 체액 조절(體液調節)

우리 몸에는 수분이 많이 함유되어 있다. 체중의 50~60%가 수분이라고 한다. 이 수분은 단순한 물이 아니다. 그 속에는 여러 가지 물질이 녹아 있다. 포도당, 단백질, 지방, 거기에 나트륨, 칼륨, 칼슘, 마그네슘, 크롬, 인 등 여러 가지 성분이 녹아 있는 일종의 용액으로 이런 용액을 총칭하여 체액이라고 한다.

신장은 혈액 정화 컨트롤센터

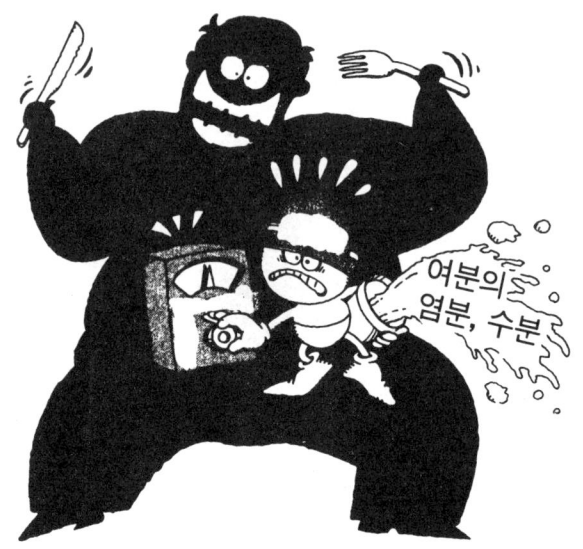

　인간의 몸은 대략 60조라는 막대한 수의 세포로 만들어져 있는데 체액 중에서 세포 그 자체 속에 있는 것을 세포내액(細胞內液)이라고 하고 세포와 세포 사이(세포간질)에 있는 것을 세포외액(細胞外液)이라고 한다. 인간의 몸은 말하자면 세포외액이라는 체액 속에 떠있는 세포의 집단이라고 할 수 있다.
　아메바나 짚신벌레 등 하등 생물은 어려운 환경 속에서도 살 수 있지만 인간의 세포와 같이 고도로 분화되면 환경의 작은 변화에도 충격을 받는다. 예를 들면 세포외액 중의 염분 정도가 높아지면 소금을 뿌린 생선처럼 세포는 수축되어 정상적인 활동을 하지 못하게 된다.
　또 산과 알칼리라는 것은 불과 물같이 정반대 성질이다. 몸 속 세포는 산성이 되어도 또 알칼리성이 강해져도 살 수 없다.

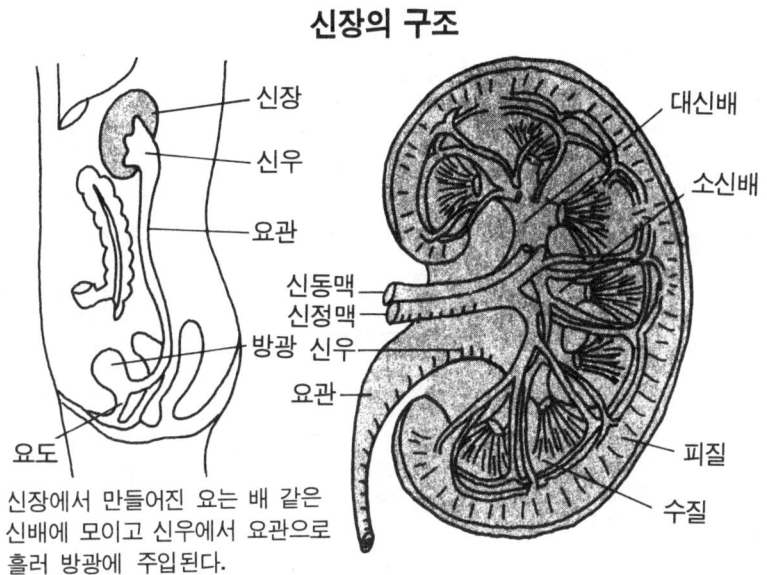

신장의 구조

신장에서 만들어진 요는 배 같은 신배에 모이고 신우에서 요관으로 흘러 방광에 주입된다.

신장에서 요(尿)를 만들 때는 그 세포외액을 재료로 한다. 요(尿)의 성질을 여러 가지로 변화시키는 것에 의해 세포외액의 성질을 일정하게 유지하는 작용을 한다. 인간은 짠 것이든 단 것이든 맛있으면 먹지만 그 결과로 생긴 여분의 염분이나 수분을 몸에서 내쫓아 내 산이나 알칼리를 조절하는 것은 신장인 것이다.

2 요(尿)가 만들어지기까지

신장의 활동을 이해하기 위해 신장 구조를 좀 자세히 살펴보자.
그림과 같이 신장에는 신동맥이라는 굵은 혈관이 들어가 있고 신장에서 여과된 혈액은 신정맥에서 순환계로 돌아간다. 또 신장에서 만들어진

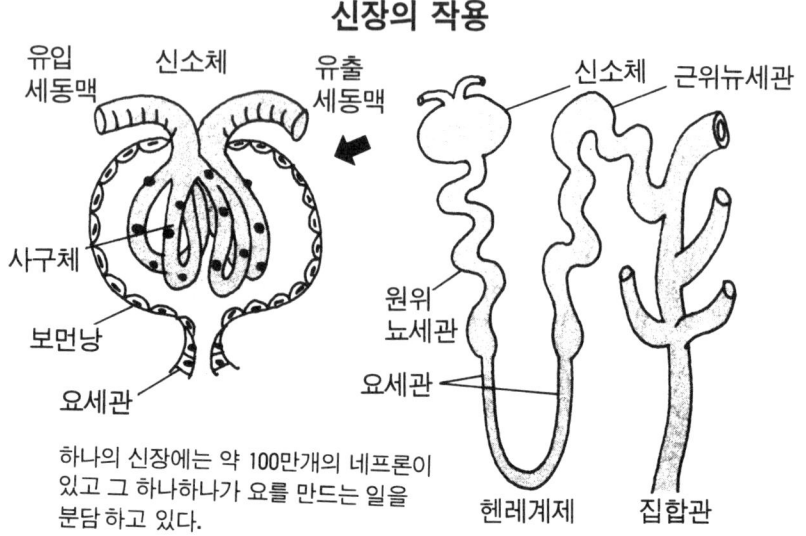

요(尿)는 신배에 모이고 신우에서 요관으로 나가 방광으로 주입된다.

신동맥을 통해 신장으로 들어가는 혈액의 양은 1분간 약 1 l. 심장이 보내는 혈액량은 1분간 약 4～5 l 이니까 그 4분의 1 내지 5분의 1의 혈액 이 두 개 합쳐 겨우 300g밖에 되지 않는 작은 장기로 흘러들어 가고 있는 것이다.

신장의 일은 네프론(신단위:腎單位)이라는 각기 독립된 단위로 영위되고 있다. 네프론(Nephron)은 1개의 신장에 약 100만 개라고 하며 그 하나하나의 네프론이 요(尿)를 만드는 일을 분담하고 있다.

□사구체(絲球體)는 혈액의 여과장치(濾過裝置)

네프론은 실을 뭉쳐 놓은 듯한 모세혈관구인 사구체와 그것을 감싸고 있는 자루(보만낭), 그리고 그 자루에 근거를 두고 구불거리며 신조직 (腎組織) 속을 통과해 신맹(腎盂)에 통하고 있는 요세관(尿細管)이라는 파이프로 이루어져 있다.

혈액은 사구체를 흐르는 동안 적혈구, 백혈구, 단백질을 제외한 혈장 성분이 혈압의 힘에 의해 여과되어 보만낭에 모인 뒤 요세관 속으로 흘러간다. 즉 사구체는 혈액의 여과장치인 것인데 여기에서 여과된 것을 원뇨(原尿)라고 부르고 있다.

원뇨는 매분 약 100ml의 비율로 만들어지므로 1일이면 180 l 정도이다. 이 막대한 여과량으로 신장이 얼마나 대단한 일을 하고 있는지 알 수 있다.

그런데 여과량은 1일 약 150 l 에 달하는데 실제로 오줌으로 배설되는 것은 1일 평균 1500ml에 지나지 않는다. 이것은 여과된 원뇨가 요세관 속을 흐르는 사이에 그 99%까지 다시 혈액 속에 흡수되기 때문이다.

□ 수분(水分)의 조절

요세관에는 그림과 같이 근위뇨세관(近位尿細管), 헨레계제(係蹄), 원위뇨세관(遠位尿細管)이라는 부분이 있고 이곳을 통과하는 동안 원뇨에서 몸에 필요한 것이 재흡수되어 혈액 속으로 되돌아간다. 재미있는 것은 이 요세관은 고등동물일수록 길다는 것이다. 하등동물에게는 요세관이 거의 없다.

태고의 생물은 바다에서 탄생하여 진화와 더불어 점차 바다에서 육지로 진출하여 물에서 멀어졌다. 그러나 물에서 떠나 생명을 유지하기 위해서는 몸 속 수분을 잘 조절하여 필요한 수분을 비축해 두는 기능이 있어야 한다. 그 때문에 육상 생활에 적합한 고등동물은 긴 요세관을

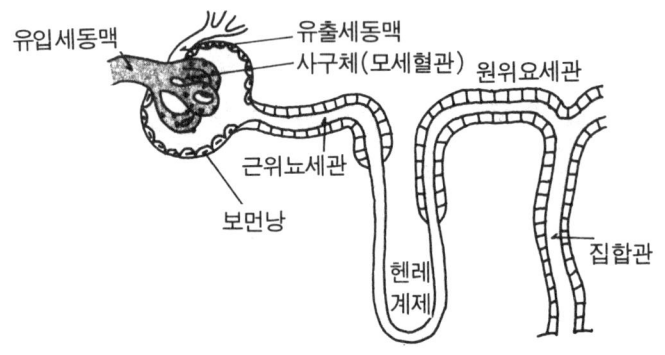

요세관에서의 여러 가지 작용

사구체	근위뇨세관	헨레계제	원위뇨세관	집합관
여과	나트륨, 칼륨, 물, 포도당, 아미노산, 요산 등을 재흡수	나트륨, 물을 재흡수	나트륨, 항이뇨 호르몬이 작용하면 물을 재흡수	물을 재흡수 (최종적인 농축 작업)

갖고 있는 것이다.

누구나 경험하고 있듯이 차나 맥주를 많이 먹은 뒤에는 빈번하게 요의(尿意)를 느껴 여분의 수분을 몸 밖으로 배설한다. 반대로 더운 여름 장시간 걸어도 전혀 요의가 느껴지지 않는다.

이것은 뇌의 하수체와 신장의 공동 작업에 의해 몸의 표면에서는 항상 땀으로 수분이 상실되고 있기 때문에 물을 먹지 않으면 혈액이 점차 진해진다. 그러면 이것이 자극이 되어 뇌의 하수체에서 항이뇨 호르몬(ADH)이 분비되어 그 호르몬이 요세관에 작용하여 물을 재흡수시켜 그 이상 혈액이 짙어지지 않게 한다.

반대로 물을 많이 마셔 혈액이 묽어지면 항이뇨 호르몬 분비가 억제되고 요세관의 물 재흡수는 적어진다. 사막이나 황야에서 오랫동안 물을 마시지 못하는 상황에서도 우리의 몸이 말라 버리지 않는 것은 이런 기묘한 메커니즘이 작용하기 때문이다.

□ 몸에 필요한 성분의 재흡수

물 이외의 물질의 요 배설에 대해서도 마찬가지로 정교한 조절이 행해지고 있다. 예를 들면 식염(염화나트륨)을 지나치게 섭취하여 체액 속의 나트륨 농도가 높아지면 요세관에서는 나트륨의 재흡수를 삼가하여 몸에 나트륨이 쌓이는 것을 막는다. 그 반대로 몸에 나트륨이 부족하면 요세관에서 나트륨을 대량으로 재흡수하여 체액의 나트륨 농도를 원래대로 되돌려주는 것이다.

이런 나트륨의 재흡수를 조절하고 있는 것은 신장 위에 있는 부신피질에서 분비되는 알드스테론(aldsterone)이라는 호르몬이다. 알드스테론은 요세관에 동하여 나트륨의 재흡수를 촉진하는 강력한 작용을 갖고 있는데 체액 속의 나트륨 농도가 낮아지면 이 호르몬이 분비되는 방식으로 되어 있다.

이 외 칼륨, 칼슘, 인 등 여러 가지 물질에 대해 같은 조절작용이 작용되고 있고 요세관에서 몸에 필요한 것이 적절히 재흡수된다. 그리고 몸에 여분으로 있는 것이 요로 배설되는 것이다.

□ 요의 성분

우리들이 매일 배설하는 요의 양은 성인이 1000~1500ml 정도로, 이것은 1일 섭취하는 수분의 약 반에 해당한다. 어린이는 몸에 비해 요량이 많아 체중 1kg당 요량은 성인의 3배에서 4배에 해당한다고 일컬어지고 있다. 때문에 어린이는 성인보다 물이나 주스를 자주 마시는

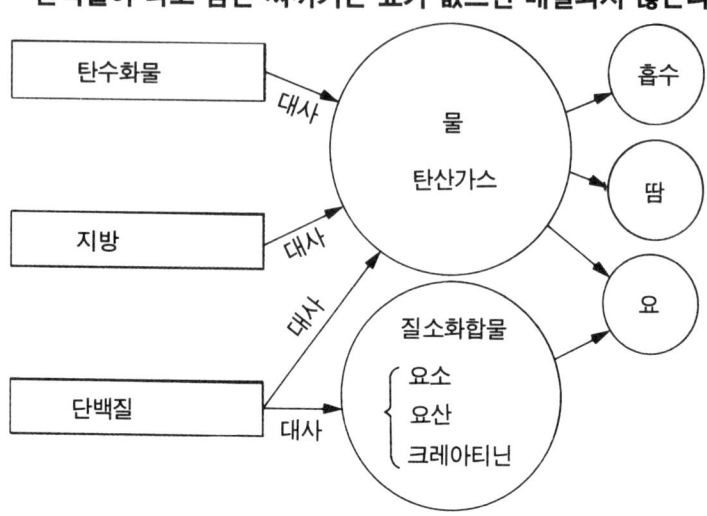

것이다.

앞에서 이야기했듯이 사구체에서 여과된 원뇨 중 99%는 요세관에서 재흡수돼 몸 속에서 재이용되지만 완전히 절수한 상태에서도 1일 약 500ml의 뇨는 배설된다. 이것은 1일 대사에 의해 생긴 노폐물을 배설하기 위해 필요한 것이므로 불가피뇨라고 부르고 있다.

요의 성분은 대부분이 물이다. 물 이외의 성분 중 약 3분의 2가 요소, 3분의 1이 염분이다. 그리고 그 외에 요산, 지방, 당 등의 유기성분과 칼륨, 칼슘, 인 등의 무기성분이 극히 조금 혼입되어 있다.

요소라는 것은 단백질이 분해되어 생기는 질소화합물의 하나로 말하자면 신진대사의 연소 찌꺼기이다.

몸에 필요한 3대 영양소는 말할 것도 없이 탄수화물 지방, 단백질이다. 이중 에너지원이 되는 탄수화물과 지방은 최종적으로는 물과 탄산 가스가 되고 물은 땀이나 요로 또 탄산가스는 호흡에 의해 몸 밖으로 배출된다.

한편 단백질도 우리들 몸의 피가 되고 살이 되는 중요한 물질인데 탄소, 질소, 수소 외에 질소를 함유하고 있기 때문에 물에 이용된 뒤 분해산물로써 질소화합물이 남는다.

이 질소화합물은 간단하게 기체가 되지 않아 물에 녹여 몸 밖으로 내보내는 수밖에 없다. 질소화합물의 극히 일부는 변이나 땀에 섞여 체외로 배출되지만 대부분은 신장에서 요로 배설된다. 요에 암모니아 냄새가 나는 것은 요에 함유되어 있는 요소가 체외로 나간 뒤 세균에 의해 분해되어 암모니아가 발생하기 때문이다.

질소화합물에는 이외 요산이나 크레아티닌(creatinine) 등이 있는데 모두 생명 유지를 위해 필요한 것의 연소 가스로, 말하자면 매일 쌓이는 부엌의 쓰레기 같은 것이다. 이 쓰레기 처리를 위해 밤낮으로 말없이 일하고 있는 것이 신장인 것이다.

그리고 나면 매일 힘차게 소변을 내보내는 것이 건강 유지상 얼마나 중요한 일인지 새삼 실감하게 될 것이다.

③ 신장은 컨트롤 센터

신장이라고 하면 단순히 요를 만들어 밖으로 내보내는 장기(臟器) 라고 생각하는 사람이 적지 않다. 일반적인 사람들만이 아니고 전문 의사에게도, 이전에는 신장은 단순한 비뇨기계의 한 장기라는 인식 뿐이었다.

비타민D는 신장에서 만들어진다

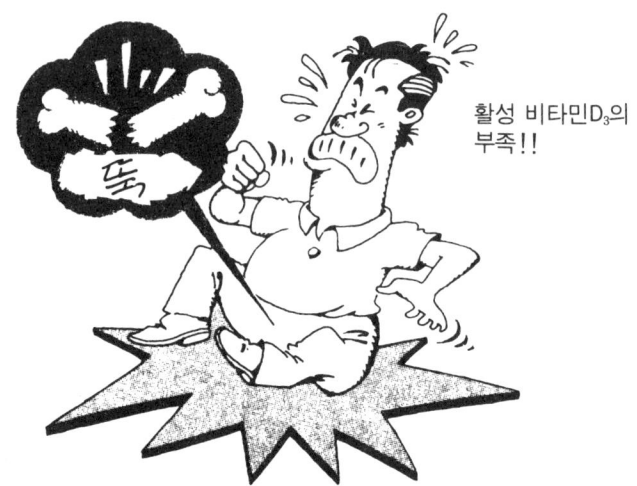

신부전이 되면 활성 비타민D_3가 부족하여 뼈가 부러지기 쉽다.

그러나 최근 들어 신장이 담당하고 있는 여러 가지 내분비 기능이 밝혀지게 되었다. 그와 함께 신장은 노폐물의 처리만이 아니고 액이나 혈압 조절이라는, 우리들이 살아가는 데 있어서 가장 중요한 일을 담당하고 있는 컨트롤 센터라는 것을 알게 되었다.

□ 혈압 조절(血壓調節)

신장은 전신의 혈압을 조절하기 위해 혈압을 올리는 일종의 호르몬(승압 호르몬)을 분비한다. 원래 신장이 직접 승압(昇壓) 호르몬을 분비하는 것이 아니고 그 기반이 되는 일종의 효소인 레닌(renin)을 내놓는다. 이 레닌이 혈액 중의 단백질에 작용하여 안디오텐신이라는 물질을 만드는데 이것이 혈압을 수축시켜 혈압을 올리는 것이다. 안디오텐신에는 강렬한 승압 작용이 있고 그 힘은 이제까지 알려져 있던 승압 호르몬인 아드레날린(Adrenalin)이나 놀아드레날린(모두 부신의 수질에서 분비된다)의 수십 배에 이른다. 그리고 이런 메커니즘으로 혈압을 상승시키는 일련의 물질을 합쳐 레닌 안디오텐신계라고 부르고 있다.

레닌은 사구체의 입구에 있는 방사구체세포라는 곳에서 분비된다. 혈압이 내려가 사구체에 흘러들어 가는 혈액의 양이 감소하면 이것은 신장에 있어서 나쁜 상태이므로 재빨리 이것을 감지하여 레닌을 분비시켜 혈압을 원상태로 돌리려 하는 것이다.

옛부터 신장병에 걸리면 혈압이 높아진다는 것은 알려져 있었는데 이것은 신장병에 의한 사구체의 기능저하와 혈액 유입량의 저하에 의해 레닌이 왕성하게 분비되기 때문이다. 한편 최근 연구로는 신장은 프로스타글란딘(prostaglandin) 등 혈압을 내리는 작용을 하는 호르몬도 분비한다는 것을 알게 되었는데 그 자세한 메커니즘은 아직 해명되지 않고 있다.

□신장에서 만드는 조혈(造血) 호르몬

알고 있는 바와 같이 혈액의 백혈구나 적혈구는 골수에서 만들어지고 있다. 이중 적혈구의 생산에 대해서는 신장도 한 역할을 하고 있다는 것이 최신 연구로 밝혀졌다.

신장에서 에리스로포이에친(erythropoietin)이라는 일종의 조혈(造血) 호르몬이 분비되고 이것이 골수에 작용하여 적혈구의 생산을 촉진하는 것이다. 신장을 산소부족 상태에 빠뜨리면 즉 혈액 중의 적혈구가 적어지면 신장은 그것을 감지하여 이 조혈 호르몬을 분비한다.

신장병 말기에 심한 빈혈증이 생겨 안맥이 나빠진다는 것은 예전부터 알려져 있는데 그 원인은 신조직의 황폐에 의해 에리스로포이에친의 생산이 불가능해지기 때문이다. 원래 이 에리스로포이에친은 신장 이외의 장기에서도 다소 만들어지고 있으므로 신장 두 개를 모두 떼어내도 적혈구의 생산이 완전 스톱되는 것은 아니다.

□ 효력있는 비타민D를 만든다

뼈의 주성분은 알고 있는 바와 같이 칼슘이지만 이 칼슘을 뼈에 침착시키기 위해서는 비타민D가 필요하다. 또 장관에서 칼슘을 흡수하기 위해서도 비타민D는 필요하다.

비타민D는 일광의 자외선 작용에 의해 피부에서 만들어지는 비타민이라는 것은 잘 알려져 있다. 그러나 그 비타민D의 작용은 약해 그 자체로는 힘을 발휘하지 못한다. 좀더 강력한 비타민D가 간장에서 만들어지지만 장관(腸管)에서 칼슘을 흡수하는 작용은 시간이 걸리고 효력도 약하다.

그런데 최근 이 방면의 연구가 진행되어 체내에서 가장 효력있는 비타민D는 신장에서 만들어진다는 것이 판명되었다. 이 비타민D는 활성 비타민D_3라 한다.

이전부터 신부전 환자는 아무리 비타민D를 투여해도 칼슘 흡수가 나빠 뼈가 약해져 구루병(拘僂病) 비슷한 뼈질환을 일으키고 있었다. 이것은 신기능 저하에 의해 활성 비타민D_3가 만들어지지 않기 때문인 것이다.

이와 같이 신장은 의외로 알려져 있지 않은 복잡한 역할을 하고 있다.

이것은 다시 한 번 정리해 보자.

① 요를 만드는 것에 의해 몸에 융합한 노폐물을 여과시켜 체외로 버린다.
② 요의 양을 많이 적게 하여 체내의 수분을 조절한다.
③ 혈액이나 체액의 성분이나 PH를 일정하게 유지한다.
④ 호르몬 분비를 하여 혈압을 조절한다.
⑤ 적혈구 생산을 조절한다.
⑥ 활성 비타민D_3를 생산한다.

마치 슈퍼 컴퓨터와 같이 정밀한 역할을 하고 있기 때문에 앞에서 이야기했듯이 신장은 '작지만 현명한 화학자'라는 별칭을 갖게 된 것이다.

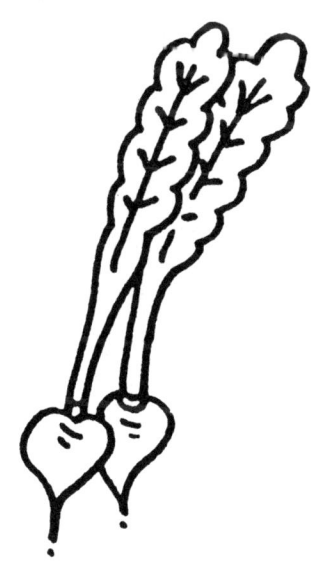

신장병(腎臟病)의 증상(症狀)

1 요(尿)의 이상(異常)

건강한 사람이라도 평소부터 요나 대변의 상태를 잘 관찰하여 이상을 초기에 알아차리는 것은 매우 중요한 일이다. 요나, 대변은 건강상태를 알 수 있는 좋은 단서가 되기 때문이다. 그를 위해서는 변기는 가능한 흰 것을 사용하는 편이 좋을 것이다. 핑크나 그린 변기로는 요의 색을 알기 어렵기 때문이다.

□ 요량(尿量)의 변화

건강한 사람의 뇨량은 1일 평균 1500ml로 배뇨 횟수는 보통 4회에서 7회, 8회 정도이다. 물론 차나 맥주를 많이 마셨을 때는 요량도 횟수도 증가하고 반대로 더운 여름 날 많은 땀을 흘렸을 때는 요량이 적어진다. 이것은 건강하다는 증거이므로 전혀 염려할 것 없다.

그런데 1일 요량이 3000ml 이상인 경우를 다뇨(多尿)라고 하고 500 ml 이하인 경우를 핍뇨(乏尿)라고 부른다.

급성신염 초기 때나 네프로제 증후군(Nephrose syndrom) 급성신부전

1일 요량

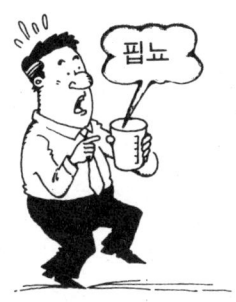
핍뇨
500mml / 이하

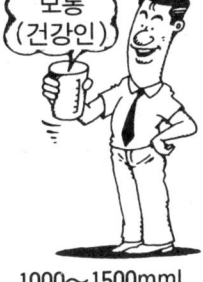
보통(건강인)
1000～1500mml

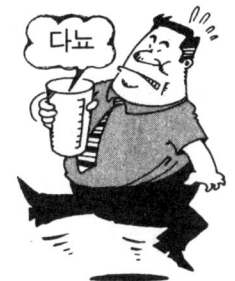
다뇨
3000mml이상

보먼낭에서 생성되는 여과량(원뇨)은 1일 약 1800mml이다.
그중 요로써 배설되는 것은 건강인이 1일 약 1500mml. 즉 원뇨의 99%는 재흡수, 일부는 요세관으로 분비되 생체의 내부 환경의 항상성 유지에 힘쓰고 있는 것이다.

등은 핍뇨가 일어나고 횟수도, 1회의 요량도 적어진다.

한편 만성신염으로 증상이 상당히 진행되어 있거나 아직 요독증(尿毒症)에는 이르지 않은 시기에는 다뇨가 된다. 이때는 요와 양이 늘고 동시에 그 색이 엷어진다. 요의 비중을 재어보면 1.010 이하의 낮은 치가 된다.

□빈뇨(頻尿)

빈번하게 요의를 일으켜 요의 횟수는 많아지지만 1회의 요량은 적고 1일 총량도 그다지 많지 않다.

이것은 요의 빈수 또는 빈뇨라고 불리우는 것으로 신장 그 자체의 병이라기보다는 신우(腎盂), 방광(膀胱), 전립선(前立腺), 요도(尿道)의 병일 때가 많다.

□ 야간 다뇨(夜間多尿)

낮에는 그다지 심하지 않은데 밤, 잠자리에 든 뒤 수차례 요의(尿意)를 일으켜 화장실에 가는 것을 야간 다뇨라고 한다. 건강한 사람이라도 50세가 지나면 그런 경우가 있으나 50세 전에 야간 다뇨가 있으면 주의해야 한다. 야간 다뇨는 심장이 약한 사람이나 만성신염 때 볼 수 있으므로 한 번 검사를 받는 편이 좋을 것이다.

□ 탁뇨(濁尿)

요의 색은 보통 담갈색으로 탁하지 않고 투명하다. 요가 탁한 것은 요 속에 세균이 많이 섞여 있을 때 적혈구나 백혈구가 녹아 있을 때 또는 요 속의 염분이 많아졌을 때이다. 방광염 급성신우신염, 신장결핵 때는 요 속에 백혈구가 많아져 백탁의 요가 나오는 경우가 있다. 이런 요를 농뇨라고 한다.

□ 단백뇨(蛋白尿)

신장병이 발견되는 계기 중 가장 많은 것이 단백뇨이다.

건강한 사람이라도 1일 수그램의 단백질이 사구체에서 여과되어 요세관에서 재흡수되고 있으나 신장병인 경우에는 사구체가 단백질을 통과시키기 쉽기 때문에 다량의 단백질이 여과되어 요세관에서 재흡수되어도 다 버려지지 않고 요로 나가버리는 것이다.

단백뇨의 정도는 병의 성질이나 시기에 따라 다르며 병의 경중과는 무관하다. 따라서 단백뇨가 적어도 신장병이 상당히 진행되어 있는 경우가 있을 수 있다.

또 건강한 사람이라도 격렬한 운동을 했을 때나 심한 추위에 노출되었을 때 극도로 흥분했을 때는 단백뇨가 나오기도 한다. 이들은 생리적 단백뇨라 하여 신장병과는 관계없으므로 걱정할 것은 없다.

□ **혈뇨(血尿)**

요에 피가 섞여 있는 것을 혈뇨라고 하는데 습관적으로 적혈구가 섞여 나온 것을 혈뇨라고 한다. 혈뇨는 단백뇨와 함께 신장병의 증상으로 매우 중요한 것이며 눈으로 구분할 수 있는 혈뇨를 육안적 혈뇨라고 하고 현미경이 필요한 혈뇨를 현미경적 혈뇨라고 한다.

신장병과 단백뇨

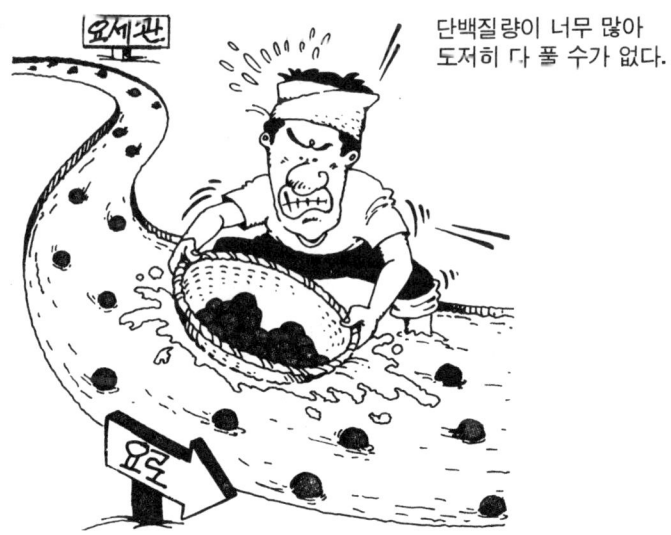

다량의 단백질은 요세관에서 다 걸러지지 않고 요로 나가 버린다.

혈뇨는 신장에서 요로 그 사이 어딘가가 출혈을 보이고 있다는 것을 의미한다. 예를 들면 사구체 신염에서는 사구체의 모세혈관에서 출혈이 일어나고 그와 함께 사구체에서 여과되는 단백질이 증가하므로 단백뇨와 혈뇨를 동시에 볼 수 있다. 또 세균감염에 의해 일어나는 신우신염의 경우에는 적혈구 외에 백혈구를 볼 수 있고 백혈구는 종종 원주상으로 굳어 있다.

요로에서의 출혈은 결석이나 세균 감염에 의한 것이 많다. 이런 경우에는 어지간히 심하지 않은 한 단백뇨는 거의 보이지 않는다. 그리고 적혈구 외에 백혈구를 다수 볼 수 있고 무수한 세균이 현미경으로 관찰되는 일이 많다.

그 외 특발성 신출혈이라 하여 신장에서 원인 불명의 출혈을 일으키는 병이 있다. 젊은 사람에게 많은데 대부분 양성이다. 또 신장암에서도 육안적 혈뇨가 계속되기도 한다.

아무튼 혈뇨가 나오면 우선 원인을 분명히 밝힐 필요가 있다. 요중에는 여러 가지 물질이 배설되므로 요 검사에 의해 신장병 외 여러 가지 병 진단이 가능하다.

2 부종(浮腫)

부종은 크게 국소성 부종과 전신성 부종으로 나눌 수 있다.

어떤 한 장소에만 붓는 것은 국소성 부종이라고 한다. 예를 들면 바디슈트 등으로 오랫동안 발목을 조이면 정맥혈의 흐름이 나빠져 발이 붓는 경우가 자주 있고 타박상이나 외상으로 염증을 일으켰을 때는 그 부분이 붓는다. 이와 같이 국소성 부종은 정맥혈이나 임파의 흐름이 부분적으로

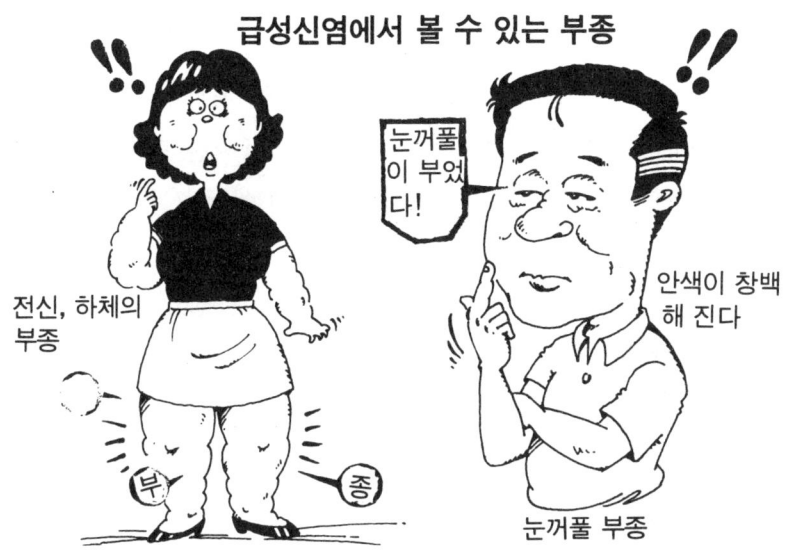

방해되거나 또는 염증을 일으킨 장소에 생기는 것이 대부분이다.

이에 비해 전신에 부종을 볼 수 있는 병중 가장 많은 것은 신장병, 이어서 신장병이다. 이 외 간장병, 호르몬의 이상, 영양실조, 비타민 결핍증 등에 의해서도 전신성 부종이 오는 경우가 있다.

이어서 신장병 부종의 특징을 질환별로 살펴보자.

□급성신염(急性腎炎)의 부종(浮腫)

급성신염(急性腎炎)의 부종은 얼굴, 특히 눈꺼풀에 볼 수 있는 것이 특징이다. 처음에는 조금 붓지만 점차 심해져 얼굴 전체가 붓고 경우에 따라서는 눈꺼풀을 올리지 못할 정도가 된다.

또 부종은 전신에 일어나 특히 몸의 위치가 낮은 곳, 즉 앉아 있을 때는 하지, 누워 있을 때는 등이나 옆배에 생긴다.

　심장성 부종도 전신 특히 하지에 부종이 오지만 심장성 부종 때는 안색이 약간 자색을 띠고 있고 호흡곤란도 심하며, 맥박수가 100을 넘는 경우가 많다. 급성신염 때는 안색이 오히려 창백해진다. 또 간경변증 등의 간장병에서는 부종은 복수가 되어 복부에 쌓이는 것이 특징적이다.

□만성신염(慢性腎炎)의 부종(浮腫)

　만성신염의 부종은 갑자기 일어나는 것이 아니고 조금 부은 듯 하다가 어느 시기부터 심해지는 느낌이 있다. 특히 운동을 하거나 식염을 과잉 섭취한 뒤 부종이 심해지기 쉽다.

　부종이 나타날 때는 평소보다 요가 조금 나오고 하지나 전신의 권태감이 동반된다. 그러나 성인의 경우 피로나 과로라고 생각하는 일이 많고 또 특별한 자각증상을 동반하지 않는 가벼운 부종인 경우도 있다.

□네프로제 증후군(症候群)의 부종(浮腫)

　신장병 부종 중에서 가장 정도가 심한 것이 네프로제 증후군의 부종이다.

　이 병일 때는 언제부터인가 부종이 나타나고 방치해 두면 점차 심해져 전신이 붓는다. 그 붓는 정도는 상상 이상이어서 부종 때문에 체중이 10kg이나 20kg 증가하는 예도 드물지 않다.

　얼굴의 부종이 심하면 눈을 뜨고 있을 수 없고 손이나 복부 등은 물이 쌓이고 피부가 얇아져 아래의 조직이 들여다 보일 정도다. 또 두피나 외음부에 부종이 오는 것은 네프로제 증후군에 자주 볼 수 있는 증상이

고혈압인 사람에게서 볼 수 있는 타입

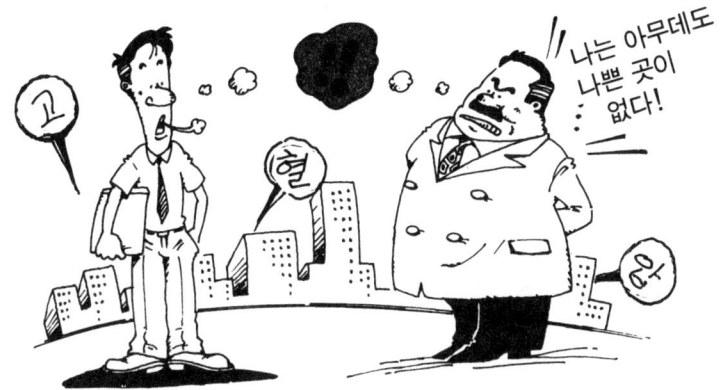

신부전에서 오는 고혈압은 안색이 창백하고 빈혈을 동반하기 쉽다.

원인 불명의 본태성 고혈압은 얼굴이 붉은 사람에게 많고 자각 증상이 없는 경우도 있다.

다.
 네프로제는 만성이므로 부종이 없어진 경우에도 방심하지 말고 치료를 계속해야 한다.

③ 고혈압(高血壓)

 고혈압과 신장의 관계는 옛부터 알려져 있었다. 19세기에 신장병 연구를 했던 브라이트라는 영국 의사는 오랫동안 단백뇨를 앓고 있는 환자에게서, 신장은 위축되어 있지만 심장은 비대해져 있다는 것을 발견, 그 원인으로써 고혈압이 신장병 때문에 일어나고 있다는 것을 밝혔던 것이다.

그 무렵에는 고혈압의 원인은 모두 신장병에 있다고 생각했으나 그 이후 연구에 의해 고혈압을 일으키는 병은 여러 가지가 있다는 것을 알게 되었고 신장병에 의한 고혈압은 신성고혈압(腎性高血壓)이라고 부르게 되었다.

□신성 고혈압(腎性高血壓)

신장병 중에서도 급성신염 초기, 만성 신염의 고혈압형 그리고 신경화증 등에서는 고혈압을 동반하는 것이 보통이다. 네프로제 증후군의 경우에는 일반적으로 신성 고혈압이 되지 않지만 그래도 병 말기가 되면 고혈압을 보이게 된다.

그 외 여러 가지 신장병 말기의 신부전이라고 불리우는 상태가 되면 고혈압이 되는 경우가 많다.

고혈압에서 가장 많은 것은 원인이 잘 알려지지 않은 본태성 고혈압인데 이 타입의 고혈압은 붉은 얼굴인 사람에게 많기 때문에 옛날에는 적색의 고혈압이라고 불리웠다. 그에 비해 신부전으로 고혈압을 보이는 사람은 빈혈을 동반하기 쉬우므로 창백한 고혈압이라고도 불리웠다.

4 빈혈(貧血) 그 외

이미 이야기했듯이 신장에서는 에리스로포이에친(erythropoietin)이라는 조혈 호르몬을 만들고 있다. 신장병이 진행되어 신부전(腎不全)이라고 불리우는 상태가 되면 이 호르몬이 충분히 만들어지지 않기 때문에 우선 예외없이 빈혈(貧血)이 된다.

빈혈이라는 것은 알고 있는 바와 같이 혈액 중의 적혈구와 백혈구

(헤모글로빈)가 감소한 상태로 혈액검사로 곧 알 수 있다. 또 주의해서 보면 눈꺼풀 안쪽 점막의 붉은 부분이나 치경(齒莖)의 붉은 부분이 옅어지고 손톱색도 나빠 알아차릴 수 있을 것이다.

신부전(腎不全)이 진행되면 혈액 중의 적혈구와 백혈구의 수는 정상치 반으로 줄어 버린다. 그 때문에 두근거림, 현기증, 숨가쁨 등의 빈혈 증상을 일으키기도 하는데 의외로 자각증상을 느끼지 않는 경우도 적지 않으므로 주의가 필요하다.

이 외, 일상생활에서 놓치기 쉬운 몇 가지 상태를 들어 보자.

□ 안색(顔色)이 나쁘다

신장병 환자는 반드시 빈혈이 없어도 안색이 왠지 나쁜 사람이 많다. 우선 첫째로 안색이 창백하고 피부에 윤기가 없으며 거기에 부종이 가해져 왠지 부은 듯한 건강하지 못한 인상을 준다. 이런 일종의 독특한 나쁜 안색은 어린이나 젊은 사람에게 많은 급성 신염 초기에도 볼 수 있고 네프로제 증후군에게도 자주 볼 수 있다.

또 신장병이 진행되어 빈혈이 심해지고 요독증에 가까운 상태가 되면 칙칙하고 거무스름한 색이 된다.

□ 나른함

몸이 나른하기 쉽게 피로해지는 증상은 간장병이나 당뇨병을 비롯하여 여러 가지 병에서 볼 수 있다. 그러나 다음과 같은 경우에는 신장병을 의심해 볼 필요가 있을 것이다.

우선 감기에 걸렸거나 편도염을 일으킨 뒤 1주일이나 2주일이 되어 완전히 나았다고 생각할 무렵 갑자기 전신이 나른해질 때, 급성신염은

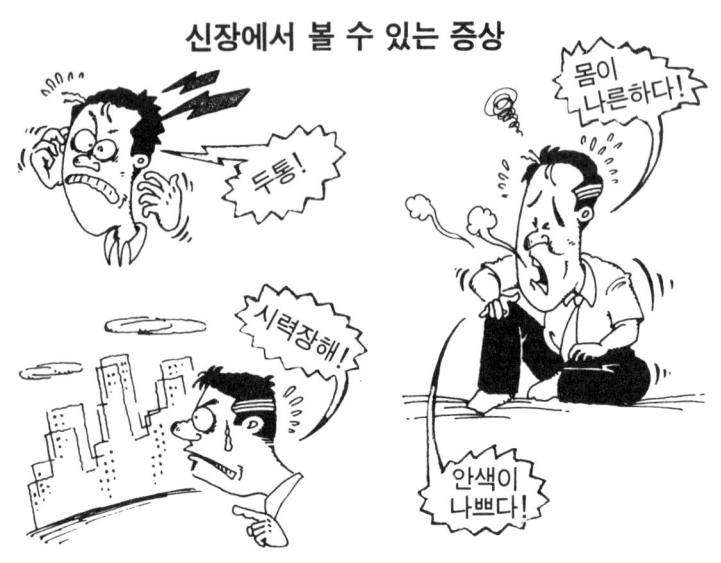

신장에서 볼 수 있는 증상

대부분의 경우 이런 경과로 병발한다. 이미 이야기했듯이 급성신염은 어린이나 젊은 사람에게 많은데 특히 어린이의 경우에는 나른함을 호소하지 않기 때문에 어머니가 잘 지켜 볼 필요가 있다. 감기가 나아 건강하게 학교에 다니던 아이가 집에 들어와서는 놀지도 않고 쿨쿨 자고 있을 때는 곧 의사를 찾도록 하자.

그 외 전신의 나른함 외에 부종이나 안색이 나쁘면 만성신염의 우려도 있다. 또 나른함에 더하여 두근거림을 느낄 때는 심장병 또는 신장병이 의심된다. 역시 일찍 검진을 받아야 한다.

□두통

감기나 편도염에 걸린 1~2주일 후에 갑자기 두통이 시작되었을 때는 역시 급성신염을 의심해 볼 필요가 있다. 혈뇨가 나오거나 얼굴에 부종이 있으면 곧 알 수 있으나 때로는 두통이 의사를 찾는 계기가 되기도 한다.

또 갑자기 심한 두통이 일어났을 때 혈압을 재보면 매우 상승해 있는 경우가 있다. 신성고혈압만이 아니고 본태성 고혈압도 혈압 급상승시에는 두통이나 가벼운 현기증. 불면, 두근거림을 동반하는 일이 많으므로 아무튼 겨우 두통인데 라고 경시해서는 안 될 것이다.

□ 시력 장애(視力障碍)

신장병이 있으면 일반적으로 혈압이 높아지는데 이에 동반하여 안저(眼底) 혈압도 높아지고 안저에 여러 가지 변화를 일으켜 시력 장애가 나타난다.

처음에는 어른어른하여 보기 힘든 정도이지만 그러는 중에 어두운 곳에서는 사물을 알아보기 어려워지고 점차 시력이 저하되어 곧 가까이 있는 사람의 얼굴도 멍하니 볼 수 없게 된다.

이런 상태는 신장병이 꽤 진행된 때 볼 수 있으나 시력 장애가 일어난 뒤 검진을 받아 신장병을 발견하는 경우도 의외로 많다.

신장병(腎臟病)의 여러 가지

1 어린이에게 많은 급성신염(急性腎炎)

 일반적으로 신염이라고 불리우는 병은 혈액의 여과 장치인 사구체가 상하는 것으로 사구체 신염이라고 불리우고 있다. 이 사구체 신염에는 급성인 것과 만성인 것이 있고 병의 성질은 상당히 다르다.
 급성(사구체)신염은 국민학교 저학년에서 사춘기에 걸친 어린이나 젊은 세대에 발병하기 쉽고 어른은 나이를 먹어감에 따라 적어진다. 또 여성보다 남성 쪽이 많아 그 발병률은 여성의 2~3배에 이른다.
 급성신염은 다행히도 비교적 고치기 쉬운 병이다. 그 80~90%까지 발병한 뒤 1개월 이내에 증상이 사라지고 자연히 치유된다. 그러나 증상이 사라져도 사구체의 병이 곧 낫는 것은 아니고 완전히 나을 때까지는 반년이 걸린다고 생각된다. 사람에 따라서는 반년 이상 걸리는 경우도 있으므로 급성신염에 걸리면 적어도 1년은 의사의 검진을 받으면서 주의 깊게 지켜볼 필요가 있다.

□원인

사구체 신염의 원인

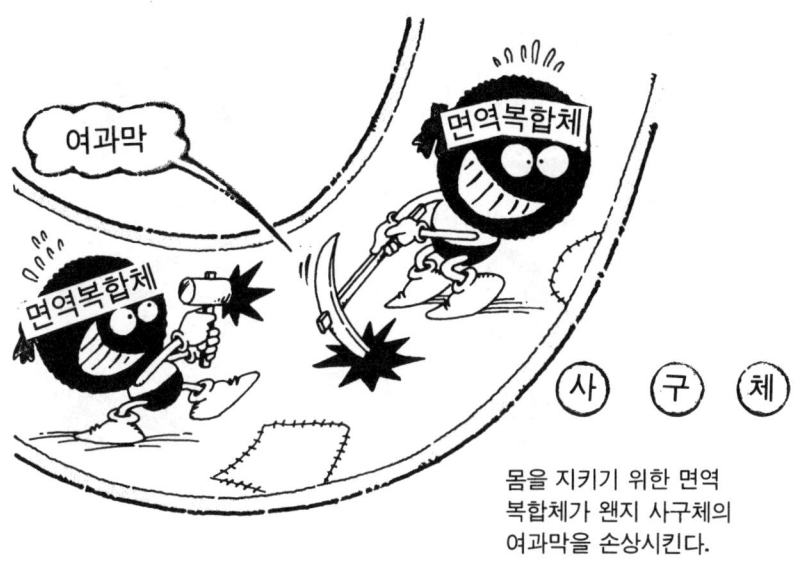

몸을 지키기 위한 면역복합체가 왠지 사구체의 여과막을 손상시킨다.

 신염은 세균 감염에 의해 일어나는 일종의 알레르기성 질환이라고 생각할 수 있다.

 우리의 몸에는 세균이나 바이러스로부터 몸을 지키기 위한 항원항체반응이라는 장치가 갖추어져 있다. 이것은 어떤 것이냐 하면 몸에 있어서 이물인 세균 따위가 최초에 체내로 침입하면 몸은 그 세균에 대항하기 위해 항체를 만든다. 그리고 일단 항체가 만들어지면 같은 세균이 두 번째 침입해 왔을 때는 항체가 항원(그 세균의 세포막 성분이나 그 세균이 내놓는 독소 등)과 결합하여 세균의 작용을 스톱시키는 것이다. 이것이 항원항체반응이라고 불리우는 장치이며 각종 와진에 의한 예방주사는 이 장치를 이용하여 몸에 면역을 주는 것이다.

급성 신염의 증상

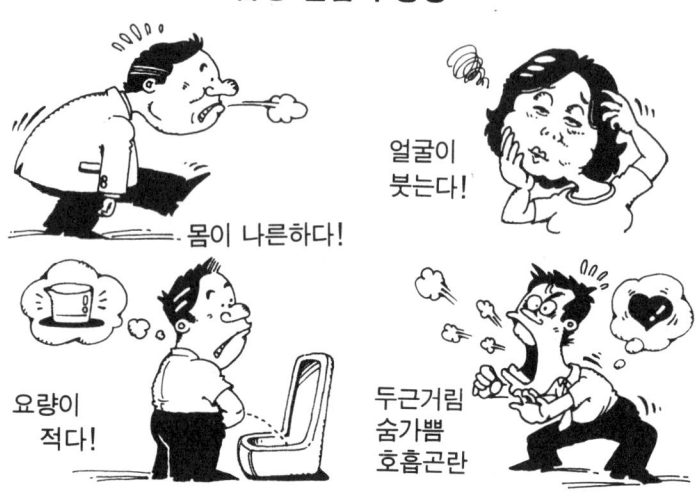

 그런데 항원항체반응이 일어날 때는 대부분의 경우 면역복합체라는 것이 생겨 혈청 속을 순환한다. 이 면역복합체라는 것은 항원과 항체, 또 하나 보체라고 하는 단백질의 일종이 결합된 것인데 이것이 혈액으로 운반되어 신장을 지날 때 사구체의 여과막에 걸려 버리는 것이다. 걸리면 사구체를 자극하여 염증을 일으킨다. 이것이 사구체 신염이 일어나는 과정인데 항원항체반응은 모든 사람에게 갖추어져 있는데 왜 특정 사람만 면역복합체가 사구체에 걸리는지는 아직 알려져 있지 않다.
 사구체 신염을 일으키는 세균 중 가장 많은 것이 화농균의 일종으로 편도염 등의 원인이 되는 용연균이다. 사구체 신염의 90%까지가 용연균 감염 후에 발병하고 있다고 한다.
 용연균 감염 중 가장 많은 것은 편도염, 후두염 등 상기도 염증인데 그 외 성홍염도 용연균에 의해 일어나고 급성신염이 되기 쉬운 병으로 알려져 있다. 드물게 피부의 농가진(화농성 피부병의 일종)의 원인이 되는 포도구균이나 폐렴균, 녹색 연쇄구균, 바이러스 등의 감염 후에 급성신염이 발병하기도 한다.

□ 증상(症狀)

감기나 편도염 등의 감염증에 걸려 1~2주 지날 즈음 갑자기 요량이 좋기도 하고 혈뇨가 나오기도 하며 얼굴에 부종이 나타난다.

부종은 특히 눈 주위에 나타나기 쉽고 금방 알아볼 수 있을 정도로 심한 경우도 있으나 아침에만 붓는 경우도 있다. 더욱 부종이 심해지면 손이나 발도 붓는다. 부종과 함께 왠지 몸이 나른해지기도 하고 두근거림, 숨가쁨, 호흡곤란이라는 증상이 나타나는 일도 드물지 않다.

대부분은 이 단계에서 알아차려 의사를 찾게 되는데 요 검사를 단백뇨와 혈뇨, 거기에 원주(단백질 등이 원주상으로 굳은 것으로 단백뇨가 고도일 때 반드시 요 중에 나타난다)를 볼 수 있다. 또 혈압이 높아질 때도 있다. 급성신염이 만성화되면 만성신염의 우려도 있으므로 증상이 초기일 때 조기치료를 받도록 하자.

□ 치료와 경과

급성신염에는 결정적 특효약은 없다. 약물요법으로서 이뇨제나 혈압강하제를 사용할 때도 있으나 그것으로는 부종이나 고혈압 등의 증상을 억제하는 대증요법(對症療法)이 되지 못하며 급성신염 그 자체를 치료하는 약은 아니다.

그러므로 현재의 급성신염 치료법으로서는 안정과 보온 그리고 식이요법이 가장 중시되고 있다. 그에 의해 염증을 일으킨 신장을 다스리고 자연 치유력에 의해 회복되기를 기다리는 것이다.

안정이 왜 중요한가 하면 신장을 흐르는 혈액량도 옆으로 누워 있을 때 가장 많으며 혈액이 충분히 흐르는 것에 의해 신장 기능도 빨리 회복되기 때문이다. 일반적으로 어린이에 비해 성인의 급성신염이 잘 낫지 않는 것은 성인은 아무래도 무리를 하는 경향이 있어 충분한 안정을 취하기가 어렵기 때문이라고들 한다.

보통은 발병 후 1개월 정도면 혈압이 내려가고 부종도 사라지는데 적어도 그 동안에는 의사의 지시에 따라 절대 안정과 보온, 식이요법을 엄격히 지켜야 한다. 증상이 심할 경우에는 수 개월부터 반년 정도 안정을 요하기도 한다.

아무튼 급성신염을 방치하여 만성화시키는 일이 생기면 큰일이므로 방심하지 말고 초기에 빠른 치료를 받고 의사의 지시를 잘 지키기 바란다.

2 자각 증상(自覺症狀)이 없는 만성신염(慢性腎炎)

수많은 신장병 중에서 성인의 신장병으로서 가장 많은 것이 만성신염이다.

만성신염이라는 것은 신염의 4대 증상, 즉 혈뇨, 단백뇨, 부종, 고혈압 중 어느 것 하나가 1년 이상 지속되는 것을 말한다.

일찍이 만성신염은 불치병이라고 생각되어 일단 이 병에 걸리면 증상이 악화되어 가는 무서운 병이 된다. 그러나 최근 연구에서는 만성신염에도 여러 가지 타입이 있고 약 30%의 환자는 치유된다는 것을 알게

만성신염은 간과하기 쉽다

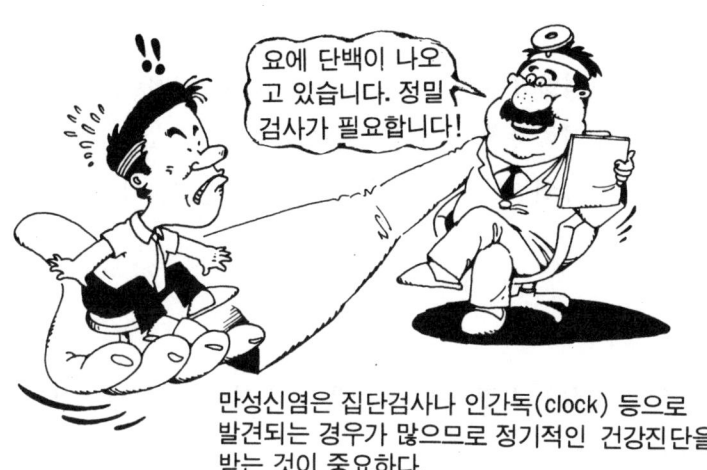

만성신염은 집단검사나 인간독(clock) 등으로 발견되는 경우가 많으므로 정기적인 건강진단을 받는 것이 중요하다.

되었다. 또 치료하지 않고 병이 남아 있어도 그것이 평생 진행되지 않고 그대로 있는 경우도 있다는 것을 알게 되었다.

만성신염도 분명한 자각증상이 없는 채 진행되어 버리는 경우가 적지 않다. 처음부터 만성신염을 의심하여 병원에 가는 사람은 드물고 학교나 직장의 집단 검진, 인간독 등으로 발견되기도 하고 다른 병으로 진찰을 받다가 요검사로 알게 되는 경우가 많다. 그러므로 가정주부나 자영업을 하는 사람들의 병을 조기에 발견하기 위해서는 정기적으로 건강 진단을 받는 것이 매우 중요한 것이다.

□ **원인**

급성신염이 낫지 않고 만성화되는 경우와 처음부터 만성신염의 형태를 발병 또는 발견되는 경우가 있다. 전자에 대해서는 급성신염의 원인이 즉, 만성신염의 원인이라고도 할 수 있으나 후자는 아직 원인을 모르고 있다.

급성신염이 만성화되는 경우에 대해 말하자면 급성신염의 증상(특히 혈뇨, 고혈압)이 심할 경우 급성신염 치료가 충분치 않고 안정이 필요할 때 무리를 한 경우, 연령이 높은 사람의 경우에 만성화되기 쉽다는 것이 알려져 있다.

□증상

만성신염은 증상이나 경과에 따라 몇 가지 형으로 나누고 있다.

① 잠재형(潛在型)

증상으로서는 가벼운 단백뇨(1일 1~2g)나 약한 혈뇨를 볼 수 있을 뿐 고혈압이나 신장기능 저하가 없는 것을 잠재형이라고 한다. 만성신염 중에서 가장 가벼운 타입으로 치료할 가능성이 가장 높다. 자각증상은 대부분의 경우 없으나 두중감(頭重感), 체중 감소, 나른함 등을 호소하는 사람도 있다.

② 고혈압형(高血壓型)

혈압 상승이 눈에 띠고 중간 정도의 단백뇨를 볼 수 있는 것을 말한다. 자각증상으로서는 두통, 현기증, 부종, 나른함, 두근거림, 불면 등을 호소하는 경우가 있다.

이 타입의 만성신염은 진행되어 신부전이 되는 경우가 많고 식이요법을 비롯하여 요양에 제심한 주의가 필요하다.

③ 네프로제형

단백뇨가 1일 3~5g 이상인 것을 말한다. 몇 가지 있는 네프로제 증후군의 병태 중 하나로 부종이 심하게 나타난다. 혈액 중의 단백질 저하, 콜레스테롤 증가도 볼 수 있고 경과는 일반적으로 오래가 일단 좋아진 듯 보여도 재차 악화되는 일이 많으므로 방심할 수 없다.

④ 신부전형(腎不全型)

신 기능이 정상의 2분의 1 이하로 저하되어 있는 것을 말한다. 두통, 이명(耳鳴), 구역질, 호흡곤란, 빈혈, 빈뇨 등의 증상을 많든 적든 나타낸다.

□ 치료와 경과

급성신염의 경우와 마찬가지로 만성신염을 근본적으로 치료하는 약은 아직 없다.

네프로제는 부종이 심하다

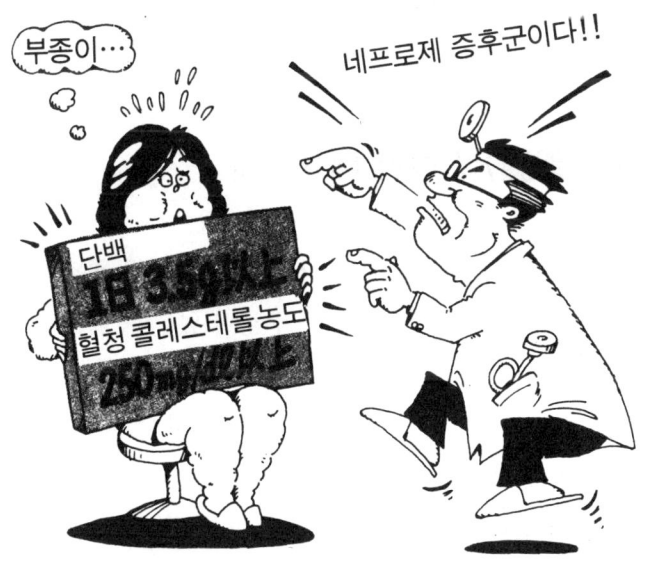

부종이 심할 때나 혈압이 높을 때는 이뇨제를 쓴다. 이뇨제 대부분은 혈압을 내리는 작용이 있으므로 자주 쓰지만 이것도 원인을 근본적으로 치료하는 것은 아님을 알아두기 바란다.

그러나 만성신염을 악화시키지 않도록 하는 것은 매우 중요한 일이다. 병이 나타나도 악화시키지 않는 것을 목적으로 한 치료법을 보존요법이라고 하는데 만성신염의 경우에는 이것이 매우 큰 의미를 지니며 증상을 좌우한다. 그 포인트는 정기적으로 검진을 받고 경과를 잘 살피는 것,그리고 증상에 따라 적절한 생활과 식이요법을 하는 것이다. 이에 대해서는 다른 항에서 자세히 설명하겠다.

이미 이야기했듯이 잠재형의 만성신염은 낫는 경우도 많지만 그 이외의 타입은 몇 년 계속되는 동안 점차 사구체나 요세관이 상하여 신장 기능이 제대로 작동하지 않는 신부전 상태에 빠진다. 신염이 일어난 뒤 신부전이 되기까지 대략 10년에서 40년이 걸린다고 한다.

신부전이 되면 인공투석요법도 실시한다. 이에 의해 만성신염 환자의 수명이 현저하게 연장된다는 것은 잘 알려져 있는 이야기이다.

③ 부종(浮腫)이 심한 네프로제

네프로제는 여러 가지 신장병 중에서도 부종이 매우 심하게 나타나는 것이 특징이다. 부종 외에 다음과 같은 증상이 있을 때 네프로제 증후군이라고 부른다.

① 고도의 단백뇨(1일 3~5g 이상)가 계속된다.
② 혈액 중의 단백질이 감소한다.
③ 혈액 중의 콜레스테롤이 증가한다.(혈청 콜레스테롤 농도가 250

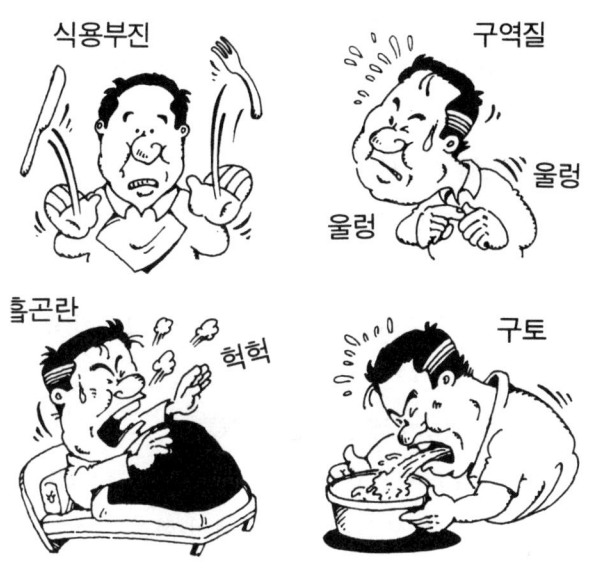

네프로제 증후군에서 볼 수 있는 증상

mg / ㎗ 이상)

이 네프로제 증후군에도 여러 가지 타입이 있는데 만성으로 경과되어 좀처럼 치료하기 힘든 경우도 있어 신중한 치료가 필요하다. 그러나 다행히도 급성신염에 비해 환자수는 그다지 많지 않다.

□ **원인**

신염과 마찬가지로 사구체가 상하는데 주로 여과장치막 일부인 기저막에 변화가 일어나 그 때문에 혈액 중의 단백질이 요 속으로 쉽게 샌다는 것을 알아냈다. 그 원인이 되는 병에 따라 네프로제 증후군은 다음과 같이 나누어지고 있다.

① 진성(眞性) 리포이드 네프로제

어린이, 특히 저학년 어린이에게 많고 20세 무렵까지 발병하기도 하지만 중고령이 되면 드물다. 사구체에 전자현미경으로 보면 알 수 있을 정도의 미세한 변화가 일어나 네프로제의 제증상을 나타내는데 그 원인은 아직 모른다.

② 만성신염(慢性腎炎)의 네프로제형

만성신염의 경과 중에 발병하는데 어떤 원인이 더해져 신염이 네프로제형이 되는지는 밝혀지지 않고 있다.

위의 두 가지형은 신장 그 자체가 상하는 것으로 1차성 네프로제 증후군이라고도 부른다.

③ 2차성(二次性) 네프로제 증후군(症候群)

신장 이외의 병에 의한 것으로 그 원인병으로써는 당뇨병 아미로이드증(대사질환의 일종), 다발성 골수종, 신정맥의 혈전증, 전신성 에리테마토데스 등의 교원병, 매독, 말라리아 등의 전염병, 수은이나 금의 중독 등이 있다.

□증상

앞에서 이야기했듯이 매우 심한 부종이 특징으로 그중에는 부종 때문에 체중이 1.5배 정도 늘어나는 예도 있을 정도이다. 얼굴은 척 봐서는 모를 정도로 붓고 특히 눈꺼풀이 심하게 부어 눈을 뜰 수 없을 정도가 된다. 그 외 목, 팔, 손, 복부, 하지, 음부 등 전신이 붓고 피부를 조금만 눌러도 이미 움푹해지고 그것이 좀처럼 사라지지 않는다.

그 외 고도의 단뇨, 요량의 감소, 저단백혈증, 고콜레스테롤혈증 등이 일어나는데 혈압은 일반적으로 높아지지 않는다. 그러나 만성신염이나 당뇨병에 동반되는 네프로제 증후군의 경우에는 혈압이 오르는 경우도 있다.
 또 안색은 창백하고 식욕부진, 구역질, 구토, 호흡곤란 등이 일어나기도 한다.

□ **치료와 경과**

 제2차 세계대전 무렵까지 네프로제에서 요독증으로 진행되거나 폐렴 등의 전염증을 유발하여 사망하는 예가 적지 않았다. 전후에는 여러 가지 약제가 개발되고 치료법도 진보하여 사망의 예는 적어졌으나 그래도 간단히 고칠 수 있는 병이 아니다.
 치료에는 일반적으로도 입원이 필요하고 빨라도 3~4개월 보통은 반년에서 1년의 장기적인 입원가료가 행해진다.
 보존요법으로써 안정과 식이요법이 중시되는 것은 소염의 경우와 같으나 적극적인 약물요법으로써 종종 스테로이드 호르몬이 이용된다. 스테로이드 요법은 특히 어린이의 리포이드 네프로제에는 유효하며 그 치료율은 상당히 높다. 그러나 스테로이드 요법도 너무 장기간 계속하면 부작용이 있으므로 그 사용법에는 소중한 배려가 필요하다. 미리 스테로이드 요법이 유효한지 어떤지를 예측하기 위해 신생검에 의해 신조직의 병리학적 검사를 필요로 하기도 한다.
 또 만성신염의 네프로제형은 리포이드 네프로제에 비하면 일반적으로 고치기 어렵다고 하지만 자연히 낫는 예도 없지는 않다. 그러므로 만일 네프로제라고 진단을 받았어도 초조해 하지 말고 끈기있게 치료하는 것이 중요하다.

4 여성에게 많은 신우신염(腎盂腎炎)

신우신염은 최근 늘어난 병 중 하나이다.

이 병은 여성에게 많아 여성 환자수는 남성의 2배나 된다. 다행히 우리는 구미에 비해 발병률이 낮지만 구미에서는 만성신우신염이 신부전이 되는 경우도 매우 많다.

앞에서 이야기했듯이 사구체에서 여과되어 요세관에서 농축된 요는 일단 신우에 모이고 그곳에서 요관, 방광, 요도를 지나 체외로 배설된다. 이 신우에 세균이 침입하여 염증을 일으키는 것이 신우염이다. 염증은 신우에만 생기는 것이 아니고 대부분의 경우 신장의 수질(髓質) 속으로 퍼져 버린다. 이런 상태를 신우신염이라 한다. 신우신염에는 급성과 만성이 있다.

□**원인**

사구체 신염에서는 신장 이외의 장소가 세균이나 바이러스에 감염돼 발병, 하지만 신우신염은 신우 그 자체가 감염된다. 건강한 사람은 보통 신우, 요관, 방광으로 갈 무렵에는 세균이 없다. 외계와 접촉하고 있는 요도 밑폭에는 세균이 있으나 요의 흐름이 거꾸로 올라가는 일은 없다.

그런데 그 어떤 이유로 요의 흐름이 원활하게 진행되지 못하면 세균이 위쪽으로 거슬러 올라가 마침내 신우에 이르고 염증을 일으키는 것이다. 이것을 상행감염이라고 한다. 요의 흐름이 나빠지는 원인으로서는 방광염, 요도염, 전립선 비대나 암, 요로결석 골반내 여러 가지 장기의 종양 등 여러 가지이다.

상행감염 외 혈액의 흐름을 통해 감염이 일어나는 경우도 있는데 역시 많은 것은 아래로부터의 감염이다. 여성에게 이 병이 많은 것도 여성은 남성보다 요도가 짧고 게다가 요도구(尿道口)와 항문이 접근해 있기

급성신우신염에서 볼 수 있는 증상

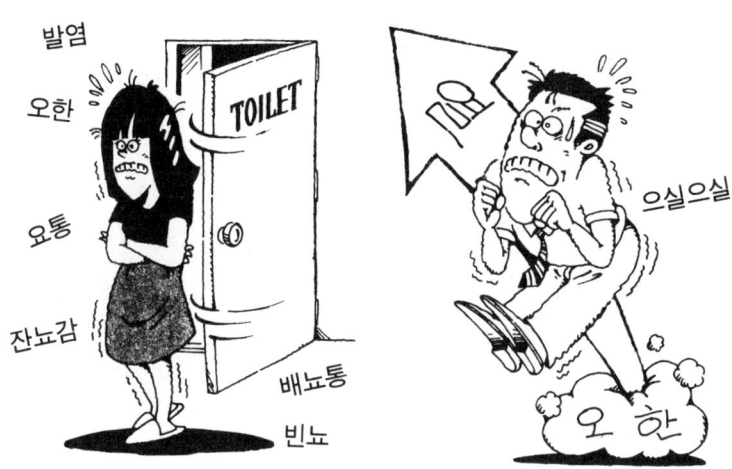

때문에 세균 감염을 일으키기 쉽기 때문이라고 한다.

또 급성 신부신염을 충분히 치료하지 않으면 만성이 되기 쉬우므로 주의가 필요하다. 이 외 해열진통제 일종인 페나세틴(phena cetin)을 장기간 복용하면 만성신우신염과 비슷한 상태에 빠진다는 것이 알려져 있다.

□ 증상

급성신우신염은 우선 열이 난다. 오한이 들고 때로는 떨림이 멈출 수 없으며 몇 시간 내에 40도를 넘는 고열이 되는 경우도 드물지 않다. 또 허리 부근이 아프고 요의 횟수는 많아진다. 요량은 적고, 빈번하게 요의를 느끼며 배뇨시 통증이 있고 배뇨 후에 불쾌감을 느낀다. 요 검사를 하면 요 중에 많은 세균과 백혈구가 보인다. 세균으로써 가장 많은 것은 대장균이다. 또 혈뇨를 볼 때도 있다.

만성신우신염의 경우는 때때로 급성신우신염과 같은 증상을 보이기도 하지만 그 한편 미열이나 나른함을 약간 느끼는 정도 또는 거의 자각증상이 없는 경우도 있고 만성신염과의 감별이 의외로 까다롭다.

만성신염과 마찬가지로 단백뇨와 혈뇨가 있으나 혈압은 높기도 정상이기도 하다. 또 요세관이 지나고 있는 신장의 수질이 상하기 때문에 요를 농축하는 힘이 약해져 엷은 요를 많이 보게 된다. 요량이 많아지면 탈수증이 오기 쉬워 갈증을 느낀다.

□**치료와 경과**

급성신우신염에는 항생물질이 유효하다. 원인이 되고 있는 세균을 검사하여 거기에 유효한 항생물질을 선택, 사용한다. 주의할 것은 안정과 보온, 충분한 수분 섭취, 요의 흐름이 빨라지면 세균을 씻어 내는 효과가 있기 때문이다.

조기에 발견하여 적절한 치료를 하면 급성신우신염은 빠르면 1주일 만에 완치된다. 대부분은 수일 내에 열이 내리고 자각증상도 없어진다. 이때 방심하지 말고 완치하는 것이 중요하다. 어중간하게 항생물질을 복용하다가 멈추면 병이 만성화돼 버릴 우려가 있다.

만성신우신염 치료에는 역시 항생물질이 쓰이나 치료 기간은 훨씬 깊어진다.

또 요로결석이나 전립선 비대증 등 요의 정상적인 흐름을 방해하는 원인이 있으면 그 치료를 하는 것도 중요하다. 치료에 따라서는 어느 정도 회복도 가능하므로 조기 발견과 치료가 중요하다.

제1장 / 신장병은 이런 병이다 53

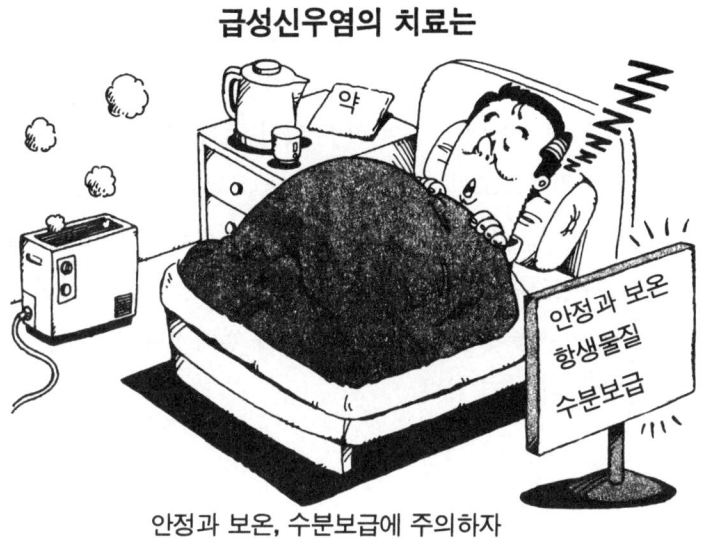

안정과 보온, 수분보급에 주의하자

5 격통(激痛)이 오는 요로결석(尿路結石)

요로결석은 상당히 많은 까다로운 병이다.

요로라는 것은 신배(腎杯), 신우, 요관, 방광, 요도 등의 뇨가 흐르는 길을 말한다. 보통 결석은 신배나 신우에 생기는데 그대로 그곳에 머물러 있는 것 (신장 결석)도 있지만 요의 흐름을 따라 요관으로 들어가 그곳에 스톱해 버리는 것 (요관결석)도 있으며 양쪽을 합쳐 요로결석이라고 부른다.

결석이 작고 소량인 경우에는 방광에서 요도로 흘러 떨어져 체외로 배설되지만 결석이 클 때나 적어도 많아서 요로에 막히면 여러 가지 증상이 나타난다.

□ 원인

요 속에는 여러 가지 염류가 녹아 섞여 있는데 그중 요산염, 슈산 칼슘염, 인산 칼슘염 등은 요 중 농도가 높아지면 결정을 만든다. 이 결정 때 점차로 새로운 물질이 부착하여 커진 것이 결석이다.

결석이 생기는 원인으로서 고칼슘혈증이나 고뇨산혈증을 볼 수 있는 사람도 있으나 이렇다 할 원인도 없이 결석이 발견되는 예가 대부분이다. 식사나 음료수도 관계가 있는 듯 싶으나 자세한 것은 밝혀져 있지 않다. 그러나 요의 흐름이 나빠 어딘가에 요가 쌓이거나 감염이 일어나면 결석이 생기기 쉬운 것 같다.

□ 증상

결석이 신장 속에 있을 때는 무증상인 경우가 많고 증상이 있어도 가볍지만 이것이 요관에 떨어져 요의 흐름을 방해하면 격통이 일어난다. 갑자기 허리에서 하복부에 걸쳐 심한 통증이 일어나는 것이다. 심할 때는 얼굴이 창백해지고 실신하기도 한다.

발작 뒤 발열이 있는 경우가 많고, 오한을 동반한 고열도 있다.

요는 탁하고 혈뇨가 나온다. 육안으로 보아 알 수 있는 경우도 있고 현미경으로 보면 다수의 적혈구 외 백혈구도 볼 수 있다. 그 외 X선 촬영으로 결석을 확인할 수 있다.

□ 치료와 경과

요로결석은 1회의 발작으로 자연스럽게 흘러 떨어져 치료되는 행운도 볼 수 있으나 대부분의 경우는 발작이 반복된다.

발작 때에는 우선 진통제로 통증을 가라앉히는데 통증이 가라앉지

통증이 심한 격통발작

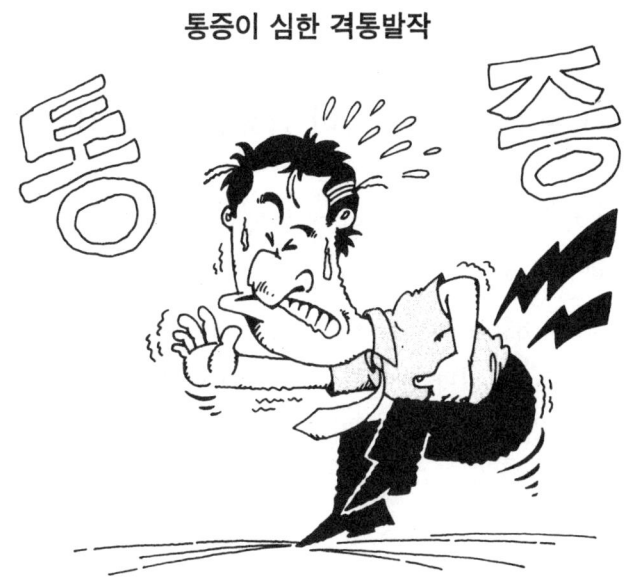

허리에서부터 하복부에 걸쳐 격통이 일어나고 오한, 발열, 혈뇨 등을 동반하기도 한다.

잃거나 고열이 날 때는 입원 치료가 필요하다.

결석의 자연스러운 배출을 촉진시키기 위해서는 요량을 늘리는 것이 중요하므로 되도록 물을 많이 마시도록 한다. 또 단백질을 과잉 섭취하면 체내에 요산이 많이 생겨 요가 짙어져 결석이 생기기 쉬우므로 단백질을 삼가하는 것도 중요하다. 약물요법으로서는 진경제(鎭經濟)나 이뇨제(利尿劑)로써 자연스러운 배석을 기한다.

그러나 결석이 1cm 이하의 작은 것이라면 자연스럽게 흘러나오는 일도 있으나 큰 결석은 수술에 의해 제거할 필요가 있다. 비록 발작이 없어도 신우나 요관에 결석이 있으면 세균감염을 일으키기 쉽고 만성 신우신염이 되기 쉽기 때문이다. 결석을 발견하면 무증상일 때라도 정기 검진을 받고 주치의와 상의하여 적당한 시기에 수술하는 편이 좋을 것이다.

6 조기 발견(早期發見)이 중요한 신종양(腎腫瘍)

신장에 생기는 종양에는 양성인 것과 악성인 것이 있는데 후자 쪽이 많고 조기 발견도 어려워 매우 까다롭다.

악성종양의 약 8할은 신장암이고 이것은 다른 암과 마찬가지로 고령자에게서 많이 볼 수 있다. 나머지 2할은 5세 이하의 유아에게서 볼 수 있는 윌무스 종양으로 선척적인 기형에 의해 암과 육종이 섞여 발생한다.

□ 증상

측복부(側腹部)의 통증, 혈뇨, 신장의 종류(커지면 손에 잡히게 된다)가 3대 증상이다. 이중 신장암은 혈뇨에 의해 발견되는 경우가 많고 윌무스 종양은 측복부의 통증이나 종류에 의해 발견되는 일이 많다. 신장 기능에는 그다지 변화가 없다. 이들 증상은 병이 상당히 진행된 뒤 나타나는 경우가 많아 조기 발견을 곤란하게 만든다.

병 초기에는 전신적인 증상으로써 원인불명의 발열, 체중 감소, 빈혈, 구역질, 쉽게 피로해지는 것을 볼 수 있고 자세한 검사를 받아야 발견되는 경우도 있다.

□ 치료와 경과

조기에 발견하면 외과적 수술이나 방사선 요법, 항암제 투여에 의해 치료할 수 있다. 그러나 병이 진행되면 폐, 뼈, 간장으로 전이되어 때가

신장악성 종양의 증상

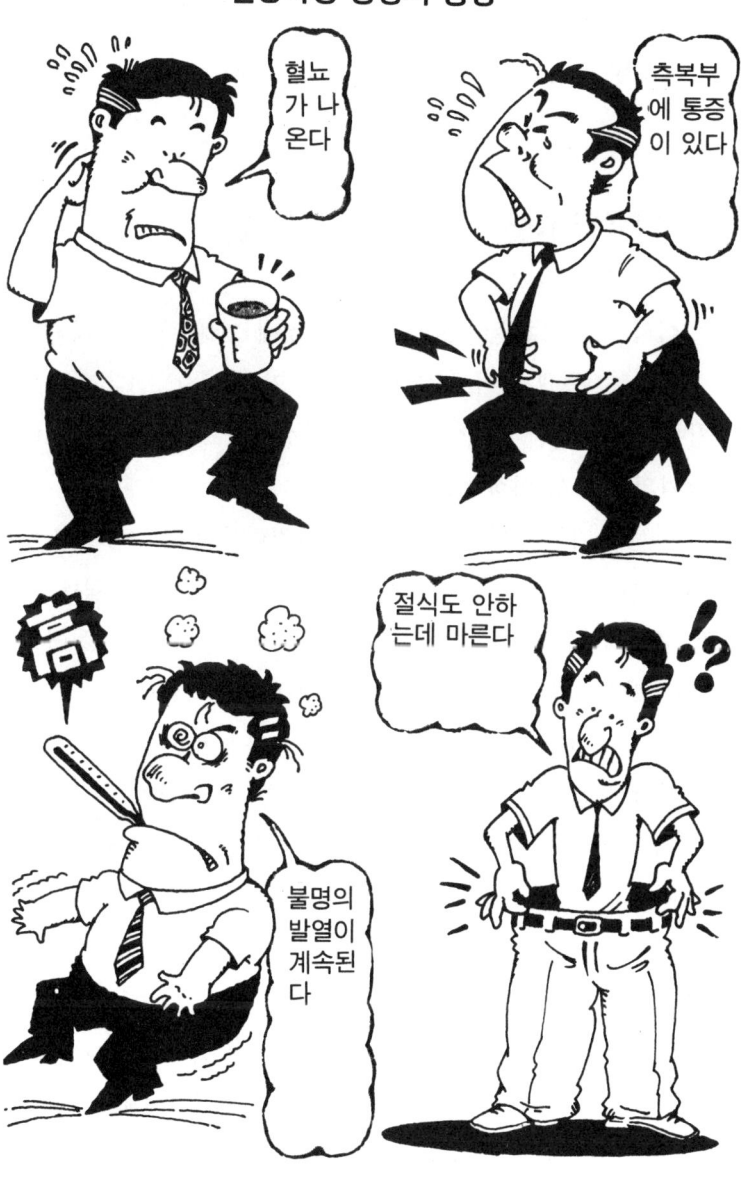

늦는다.

그러므로 전신적인 컨디션을 생각하고 혈뇨가 나오거나 신장 부근에 통증이 느껴지면 서둘러 의사를 찾아가 정밀검사를 받는 것이 중요하다.

7 신부전(腎不全)과 요독증(尿毒症)

신장은 이미 이야기했듯이 요를 만드는 것에 의해 혈액을 비롯하여 체액을 조절하는, 몸에 있어서 매우 중요한 일을 하고 있다. 그러므로 신장의 활동이 떨어지면 혈액이나 체액도 이상해지고 전신의 세포, 나아가서는 장기의 작용도 이상해진다.

이와 같이 신장 기능이 저하된 상태를 신부전이라고 하는데 좀더 자세히 말하자면 신장 기능이 정상의 2분의 1 이하로 저하되고 혈액 중에 노폐물인 질소화합물(요소, 요산, 크레아티닌)이 쌓이는 등 혈액이나 체액의 성분 밸런스를 유지할 수 없게 된 상태를 가리킨다.

신부전에는 그 어떤 원인으로 급격히 신장 기능이 저하되는 경우와 오랫동안 서서히 신장 기능이 저하되는 경우가 있고 전자를 급성신부전, 후자를 만성신부전이라고 한다. 그리고 신부전이 더 진행된 상태가 요독증이다.

□급성 신부전(急性腎不全)

급성신부전을 일으키는 원인으로서도 대출혈, 화상, 심근경색(心筋梗塞) 등으로 혈압의 급격한 저하가 일어났을 때, 혈액형이 다른 혈액을 잘못하여 수혈했을 때, 신장 결석, 신장 종양, 전립선 비대 때문에 갑자기 요로가 폐쇄되어 버렸을 때, 중증인 신염, 탈수증, 약물중독 등 여러 가지이다.

아무튼 요량이 급격히 저하되고 핍뇨 또는 무뇨가 된다. 또 두통, 구역질, 졸림이 오고 의식이 혼탁해지며 경련이 일어난다.

급성신부전은 빨리 발견하여 적절한 치료를 하는 것이 매우 중요하다. 신장병으로서는 가장 중증이며 사망률도 약 30%이지만 빨리 투석요법을 실시하여 잘 치료하면 나을 가능성은 높다. 그러므로 되도록 투석요법이 가능한 큰 병원에 입원하는 편이 좋을 것이다.

□ 만성신부전(慢性腎不全)과 요독증(尿毒症)

원인이 되는 병 중 가장 많은 것은 뭐니뭐니 해도 만성신장병이며 그 중에서도 만성신염이 만성신부전의 60%를 차지하고 있다. 그 외에 네프로제 증후군, 신경화증, 만성신우신염 등도 진행되면 신부전에 빠진다.

신장병 이외의 병도 치료법의 진보에 의해 수명이 연장되다가 최종적으로 신부전이 되어 사망하는 예도 많아지고 있다. 당뇨병이 그 대표적인 것인데 그 외에 통풍, 본태성 고혈압, 교원병(膠原病) 등도 원인은 결국 신부전에 의한 요독증인 경우가 많은 것이다.

그런데 만성신부전이라는 것은 중대한 병인 것에 비해 의외로 자각증상이 적다. 환자의 약 3분의 1은 자각증상이 없고 건강진단이나 다른 병으로 진찰을 받을 때 우연히 발견되고 있다.

다음에 만성신부전이나 요독증에서 볼 수 있는 자각증상을 정리해 보았다.

① 빈혈이 있어서 안색이 창백하며 다소 거무스름해진다.

② 얼굴이나 하체가 붓는다.
③ 피부가 가렵다.
④ 두통, 현기증, 나른함, 졸림, 두근거림, 숨가쁨, 호흡곤란 등 전신적인 불쾌감.
⑤ 식욕부진, 구역질, 설사, 복통 등 소화기 증상, 말기가 되면 혈변이 섞인 설사가 계속된다.
⑥ 시력장애
⑦ 코피, 피부, 입 등의 출혈
⑧ 야간에 잦은 배뇨
⑨ 요와 색이 묽어진다.
⑩ 요량은 일반적으로 만성신부전 환자는 비교적 많으나 진행되면 핍뇨 또는 무뇨가 된다.

그 외 검사 소견으로서는 혈 중 요소질소, 혈청 크레아티닌 등의 증가를 볼 수 있고 진행되면 혈액 중의 여러 가지 성분(나트륨, 칼륨, 칼슘, 크롬, 중탄산, 인산, 마그네슘 등)에도 변화가 있으며 혈액이 산성이 된다. 이런 증상을 신장성 아시드시스(acidosis)라고 한다.

예전에는 만성신부전이 되면 특별한 치료법이 없어 거의 절망적이라고 생각했었으나 최근에는 치료법이 현저히 진보되어 요독증까지 진행되어도 생명을 구하는 경우가 늘고 있다.

일반요법, 식이요법, 투석요법, 신장이식 등 여러 가지 방법이 있고 그에 의해 생명을 연장시켜 사회로 복귀할 수 있는 사람도 많아졌다.

제2장

신장병(腎臟病)을 예방하기 위해서

이렇게 신장병을 예방한다

1 신장(腎臟)의 리듬은 일찍 자고 일찍 일어난다

 최근 도시에서는 24시간 영업의 편의점이 증가하고 심야에 식료품을 사 귀가하는 사람들도 많아졌다. 밤 늦게까지 일하고 놀고 심야에 식사를 하고 다음날은 늦잠을 자고 아침 식사를 거르고 허둥지둥 출근한다. 젊은 사람들만 그러는 것이 아니고 나이가 지긋한 사람도 그런 불규칙한 생활 습관을 가지고 있는 것이 문제이다.
 '해가 뜨면 움직이고 해가 지면 쉰다'라는 것은 '정보화 사회'라고 일컬어지는 오늘과는 거리가 먼 듯 여겨지는 것이 현실일 것이다.
 그러나 아무리 현대 사회가 어지러운 속도로 진보되어도 인간의 몸은 태고의 그것과 그다지 다름이 없다. 인간의 몸은 실제로 오늘이나 옛날이나 마찬가지로 해와 함께 일하고 해가 지면 쉬는 것이 좋은 것이다.
 예를 들면 혈압, 인간의 혈압은 끊임없이 변동하고 심한 운동을 하고 정신적 스트레스가 가해지면 혈압이 올라간다는 것은 잘 알려진 것이다. 그러나 건강한 사람의 기본적인 혈압 리듬은 이른 아침 공복시에 가장 낮고 한낮이 되면 높아지며 야간에는 낮아진다. 즉 해가 있을때

신장 기능의 하루 변화

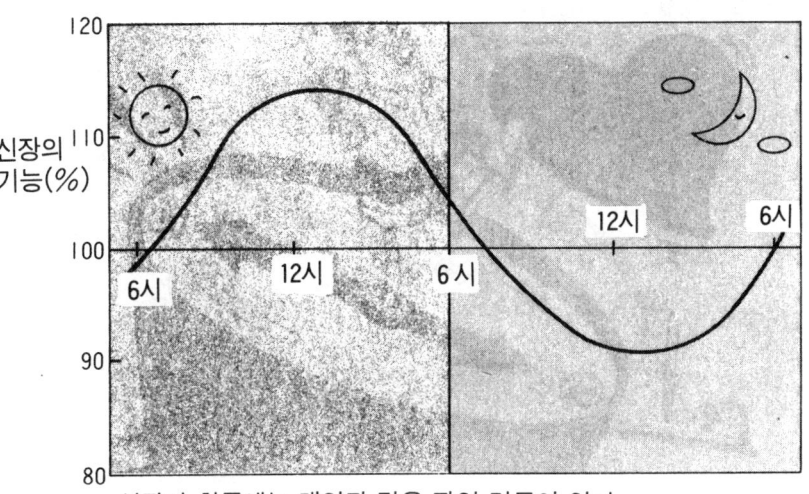

신장의 활동에는 태양과 같은 자연 리듬이 있다.

행동하기 알맞도록 자연의 리듬은 만들어져 있는 것이다.

신장 활동에는 마찬가지로 자연의 리듬이 있다. 이것을 실험적으로 밝힌 사람은 미국의 제퍼슨 의과대학 생리학자 왓슨 박사였다.

박사는 많은 건강한 피험자를 모아 1주일에 걸쳐 24시간 체제로 신장 활동을 조사했다.

1일 배뇨횟수, 요량, 요 중에 배설되고 있는 물질을 상세히 측정, 분석한 결과 신장 기능은 낮에 높고 야간에는 저하된다는 것을 밝혀냈다.

그림과 같이 신장 기능도 태양의 움직임에 보조를 맞추어 태양과 함께 상승하기 시작하여 정오 무렵 절정에 달하고 오후에는 점차 저하되어 한밤중에 가장 낮아진다. 신장 기능의 최고 수준과 최저 수준 차이는

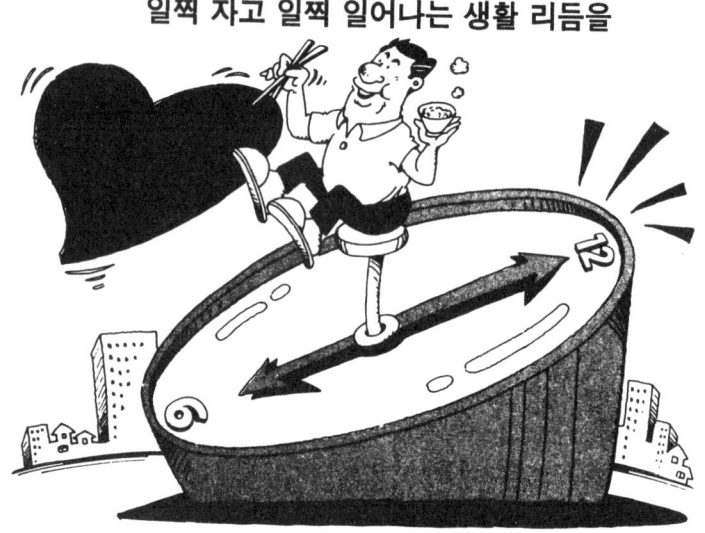

대략 25% 정도이다.

□자연 리듬에 맞는 생활을

인간은 쥐와 다르다. 쥐의 체내 리듬은 야간에 활동하도록 되어 있으나 이 실험을 보아도 알 수 있듯이 인간 체내 리듬은 주간 활동을 하도록 되어 있다.

이 자연 리듬에 거슬리지 않는 생활을 하는 것이 신장에 부담을 덜 주게 됨은 말할 것도 없다. 옛날부터 아침에 일찍 일어나고 저녁에 일찍 자는 것은 건강의 기본으로 장려되었으나 그것은 그야말로 시대와 관계 없는 지혜인 것이다.

요컨대, 태양 리듬에 맞추어 주간에 열심히 일하고 밤에는 쉬는 생활이 인간의 생리적 리듬에 가장 적합하다.

또한 이런 일찍 자고 일찍 일어나는 생활 리듬을 가지면 자연스럽게 하루 세 번의 식사를 하게 된다.

최근에는 아침 식사를 하지 않고 출근하는 샐러리맨이 늘고 있는데 세 끼를 규칙적으로 섭취하는 것은 신장에만이 아니고 여러 가지 성인병 예방이 기본이다.

② 체내(體內) 물의 흐름을 원활하게 한다

신장의 작용을 한 마디로 말하자면 생명을 영유하기 위해 체내의 수분을 항상 일정하게 조절하는 것이다. 신장이 밤이나 낮이나 묵묵히 일해 주기 때문에 수분을 과잉 섭취해도 다량의 요로 배출되고 부종이 없는 것이며 수분의 섭취가 적어도 요량이 감소할 뿐 몸의 세포가 마르지 않는 것이다.

그런데 신장에 있어서는 수분이 계속 들어와 요를 많이 만드는 것과 수분이 조금 들어와 소량의 요를 만드는 것 중 어느 쪽이 편할까?

얼핏 생각하면 다량의 수분을 처리하여 다량의 요를 만드는 것은 신장에 있어서 매우 힘들 것 같다. 그러나 실제로는 그 반대이다. 신장에 있어서는 부족한 수분으로 짙은 요를 만드는 쪽이 부담이 된다.

□매일 7컵 반의 수분(水分)을 섭취한다

그러므로 수분을 많이 섭취하여 신장에 부담이 되지 않도록 해야 한다. 이것은 신장병 예방을 위해 명심해야 할 일이다.

특히 방광염이나 신우신염을 일으켰던 사람은 평소에 충분한 수분을

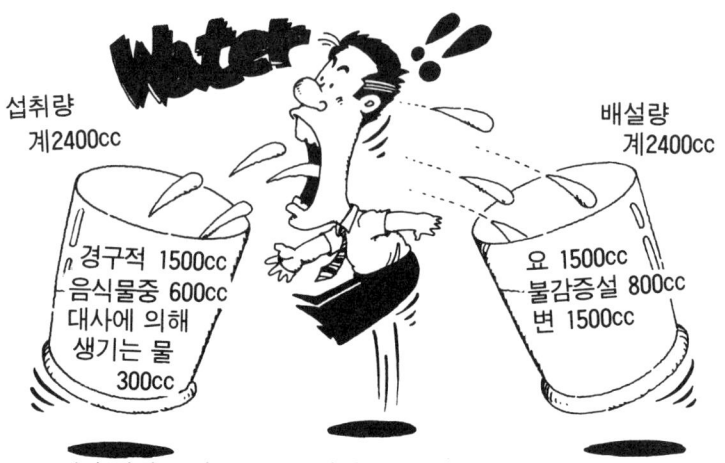

매일 적어도 하루 1500cc의 수분을 취하는 것이 바람직하다.

섭취해야 한다. 요가 짙어지면 감염에 대한 저항력이 약해지기 때문이다. 하천의 물도 흐름이 나빠지면 탁해진다. 마찬가지로 체내의 물도 정체되면 그만큼 세균이 번식하기 쉬우므로 계속 물을 마셔 계속 요를 내보내 세균을 씻어내야 하는 것이다.

통풍이나 요로결석이 있는 사람도 마찬가지로 주의가 필요하다. 통풍은 혈액 중의 요산치가 높아지기 때문에 일어나는 병인데 혈액 중의 초산치가 높으면 당연히 요중의 요산치도 높아진다. 요중 요산이 떠돌다 결정을 만들거나 신장에 부착할 틈이 없도록 계속 물을 내서 요를 묽게 한 뒤 내보내는 것이다.

또 결석이 있는 사람은 요로 속의 결석이 흘러나가도록 물을 많이 마셔 엷은 요를 많이 내보내는 것이 중요하다.

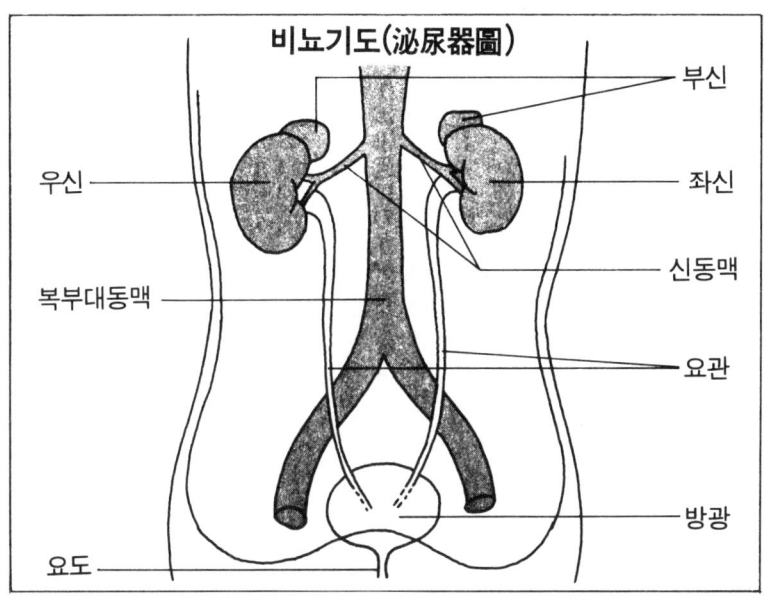

앞에서도 이야기했듯이 건강한 성인 1일 요량은 1000~1500ml이다. 그러므로 표준량의 요를 확보할 수 있도록 매일 수분을 적어도 1500ml 는 섭취하도록 한다.

1500ml라고 하면 7컵 반이므로 매우 많다고 생각할지도 모른다. 그러나 물만이 아니고 차나 주스라도 상관없으므로 부담이 될 정도는 아니다. 조금만 신경쓰면 누구나 실행할 수 있는 신장 건강법이다.

□ 배뇨(排尿)를 참지 않는다

수분을 많이 섭취하는 것은 체내의 물의 흐름을 원활하게 하기 위해서인데 또 한 가지 중요한 것은 배뇨를 참아서는 안 된다는 것이다.

여기에서 배뇨 메커니즘을 간단히 살펴보자. 신장에서 만들어진 요는 신우에 모아지고 윤뇨관(輪尿管)의 선동 운동에 의해 방광으로 보내진다. 평균 5초마다 요가 요관의 입구에서 방광으로 내보내지는데 그때 마치 수중 물고기처럼 요관구가 입을 벌렸다가 요를 내놓고는 입을 오무리듯 닫는다.

이렇게 해서 끊임없이 간헐적으로 방광으로 들어간 요가 점점 쌓이면 방광은 벌어져 속의 압력이 높아진다. 그 압력이 일정 한도를 넘으면 자극이 뇌에 전해지고 요의를 느끼게 되는 것이다.

요관은 방광 뒤쪽에서 비스듬히 방광벽을 통과하고 있다. 방광에 요가 쌓여 내압이 높아지면 그 부분이 압박되어 요를 신장 쪽으로 역류시키지 않도록 되어 있다.

그런데 우리들은 요의가 일어나도 배뇨 준비체제가 정비될 때까지 의식적으로 참을 수 있다. 요의는 대뇌피질에 일어나는 감각이므로 뭔가 다른 것에 주의가 집중되어 있으면 방광내에 상당량의 요가 쌓여도 요의를 느끼지 않게 되고 또 의식적으로 배뇨를 참는 버릇이 생기면 상당한 량의 요를 방광에 담아둘 수 있게 된다.

그러나 요에 한해 말하자면 참는 것은 결코 미덕이 아니다.

앞에서 이야기했듯이 방광에서 요도로는 요가 역류하지 않지 않도록 되어 있으나 무리가 거듭되면 요도로의 막이 약해져 요가 역류해 버리기도 하는 것이다. 이것은 방광뇨관 역류현상이라고 한다. 신장에 있어서는 매우 나쁜 것으로 신우신염의 원인이 되기로 한다.

체내에 떠도는 물을 만들지 말것. 그를 위해서는 수분을 많이 섭취하고 배뇨를 참아서는 안 된다. 무리하지 말고 요의에 따라 화장실에 가는 일은 극히 단순한 것이지만 항시 명심해야 할 일이다.

③ 감기는 만병의 근원

감기는 만병의 근원이라고 하는데 여기에는 두 가지 요소가 있는 듯 싶다.

하나는 실제로 감기가 악화되어 다른 병을 초래하는 것이며 또 하나는 감기와 비슷한 증상으로 시작되는 병이 많다는 것이다.

이 신장에 관한 한 감기는 그야말로 신장병의 근원이며 결코 무시할 수 없는 것이다. 급성신염의 증상이 감기에 걸리거나 편도염에 걸린 뒤 1~2주 뒤 나타난다는 것은 이미 이야기했다.

감기는 급성신염의 원인이 되기 쉽다. 일컬어 말하자면 감기를 예방하는 것이 신장병 예방으로 이어진다는 뜻이다.

□ 감기 예방법

감기는 주로 바이러스가 원인으로 상기도에 염증을 일으킨 것을 말한다. 그 예방을 위한 왁진이 만들어져 있으나 감기 바이러스는 매우 종류가 많기 때문에 왁진을 맞는다고 해서 완전 예방된다고 단정할 수는 없다.

극히 일반적인 감기 예방법으로서는 ① 과로를 피한다. ② 밤샘을 하거나 불규칙적인 식사를 하지 않으며 편식을 하지 않는다. ③ 감기가 유행일 때는 사람이 많이 모이는 곳을 피한다. ④ 실내 공기가 너무 건조하지 않도록 주의한다. ──등을 들 수 있다.

그러나 감기가 유행할 때는 아무리 주의를 해도 감기에 걸릴 경우가 있다. 그럴 때는 조기에 철저히 치료하여 기관지염이나 편도선염 등의 병을 막는다. 현대는 너무 바쁘기 때문인지 '겨우 감기쯤이야'라는 식의

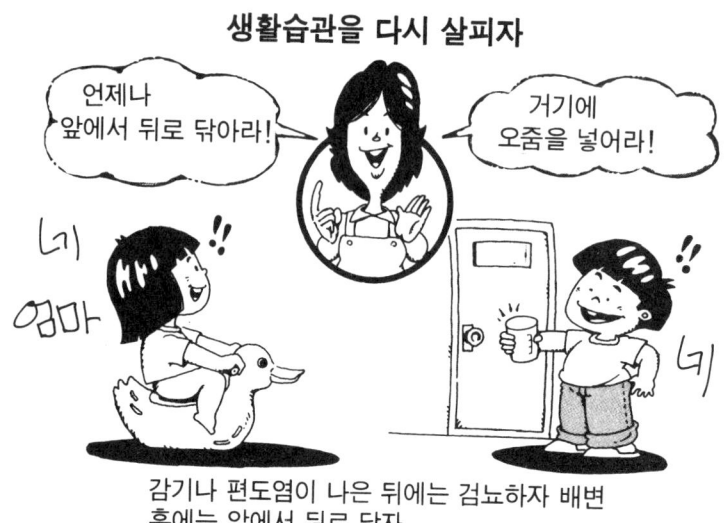

감기나 편도염이 나은 뒤에는 검뇨하자 배변 후에는 앞에서 뒤로 닦자

풍조가 있는 것 같은데 겨우 감기가 경우에 따라서는 생명을 위협하는 신염의 원인이 되기도 하므로 방심은 금물이다.

□치료 후에는 검뇨(檢尿)를

신염 증상은 감기에 걸린 뒤 1~2주 후에 나타나므로 그 무렵 검뇨하여 신염을 일으키지 않고 감기가 나았는지 어떤지를 체크해 두는 것이 좋을 것이다. 나중에 자세한 이야기는 하겠지만 최근에는 가정에서도 간단히 검뇨할 수 있다. 특히 급성신염이 되기 쉬운 어린이가 감기에 걸리거나 편도염에 걸린 뒤에는 어머니가 꼭 검뇨를 하기 바란다.

□감염증(感染症)에 주의

이제까지 주로 감기에 대해 이야기해 왔는데 신염의 원인이 되는 감염증은 물론 감기만은 아니다. 앞장에서 이야기했듯이 편도염, 후두염, 기관지염, 등 상기도 감염증은 물론이고 어린이에게 많은 피부 농가진(화농성 피부병의 일종), 성홍열, 중이염, 부비공염, 방광염, 폐렴 등의 감염증은 모두 신염의 원인이 될 수 있다. 그러므로 실제 감기만이 아니고 모든 감염증을 예방하는 것이 중요하며 그를 위해서는 건강한 생활리듬을 만들고 항상 몸을 청결히 유지해야 한다.

당연한 이야기이지만 밖에서 돌아오면 반드시 손을 씻고 양치질을 하고 매일 샤워 또는 목욕을 하며 언제나 청결한 속옷을 입는 것을 습관화해야 한다.

또 여성의 경우 배변 뒤 뒤에서 앞으로 닦지 말고 반드시 앞에서 뒤로 닦을 것. 이유는 물론 대장균 감염에 의한 방광염이나 신우신염을 예방하기 위해서이다.

같은 의미에서 섹스 뒤 몸을 잘 씻는 것도 중요하다.

4 성인병(成人病)과 신장(腎臟)의 밀접한 관계

신장은 혈액을 여과하여 요를 만드는 작용을 갖고 있으므로 당연히 신장에 혈액을 운반하는 혈관이나 그 속을 흐르는 혈액 성분의 변화에 따라 신장기능은 적지 않은 영향을 받는다.

신장에 악영향을 미치는 병은 여러 가지 있으나 여기에서는 그중에서도 특히 중요한 당뇨병, 통풍, 고혈압에 대해 이야기해 보겠다.

□당뇨병과 신장(腎臟)

당뇨에서 볼 수 있는 증상

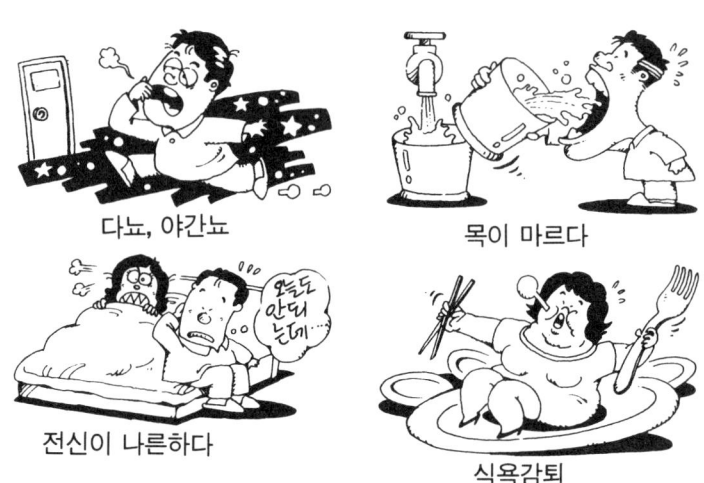

다뇨, 야간뇨
목이 마르다
전신이 나른하다
식욕감퇴

당뇨병의 역사는 오래 되어 기원전 1500년 무렵의 의학 서적에 이미 이 병 이야기가 기록되어 있다. 당뇨병이라는 것은 췌장(膵臟)에서 분비되는 인슐린이라는 호르몬 작용 부족에 의해 일어난다. 인슐린은 근육이 포도당을 이용할 때 필요한 호르몬이므로 이 호르몬의 작용이 원활하지 않으면 혈액 중의 포도당(혈당)이 증가하고 요에도 당이 배설되게 된다. 당뇨병이라는 이름의 유래는 '단 요를 대량 배설하는 병'이라는 의미로 만들어진 것이다.

당을 잘 이용하지 못하면 지방이나 단백질 대사에도 이상이 일어나고 방치해 두면 전신의 혈관에 장애가 일어난다.

당뇨병이 원인이 되어 일어나는 신장장애에는 사구체에 당뇨병 특유의 변화가 일어나는 당뇨병성 사구체신염을 비롯하여 신우신염, 신경화증, 네프로제 증후군 등 여러 가지가 있고 이들을 통칭 당뇨병성 신장병이라고 한다.

당뇨병이라는 병은 만성이 되면 별 고통도 없고 당뇨병만으로 죽는 것도 아니다. 그러나 중대한 합병증을 초래하기 쉬운 것이 이 병의 특징이다.

당뇨병성 신장병은 당뇨병이 발병한 지 오래된 사람일수록 걸리기 쉬워 발병 후 10~30년만에 합병이 오는 일이 많은 편이다. 이 병은 단백뇨가 나오는데 당뇨병인 사람에게 단백뇨가 있은 뒤 5~10년 후 신부전으로까지 진행되어 버리는 경우가 많으므로 주의가 필요하다.

게다가 신우신염이라면 화학요법이 유효하지만 그 이외의 당뇨병성 신장병은 치료가 매우 어렵다. 그러므로 뭐니뭐니 해도 예방이 제일이며 그를 위해서는 당뇨병 조절을 충분히 해야 한다. 식이요법이 중심인데 의사나 영양사의 주의를 끈기있게 지켜야 한다.

원래 당뇨병이라는 병은 유전적 소인이 있는 사람에게 발병 비율이 높다. 성인은 비만이 적다. 그 외 세균이나 바이러스의 감염, 임신, 정신적 스트레스도 유발 요인이 된다.

그러므로 부모나 형제 중 당뇨병이 있는 사람은 평소부터 비만이 되지 않도록 식생활에 주의를 기울이는 것이 중요하다.

□**통풍과 신장**

통풍은 단백질 대사 사물의 일종인 요산이 혈액 중에 증가하고 그 일부가 결정이 되어 관절이나 피하에 침착되는 병이다.

가장 많이 나타나는 증상은 발 엄지 뿌리가 빨갛게 붓고 열이 있고 조금 만져도 격통이 있다. 이런 통풍 발작은 때때로 반복되는데 그러는 중에 피하나 귓볼에 쌓인 요상의 결정이 혹처럼 튀어나오기도 한다. 그리고 발가락이나 손가락은 변형되어 마침내 움직일 수 없게 된다.

요산은 관절이나 피하에 침착될 뿐 아니라 신장이나 심장 등의 장기 외에 전신의 조직에도 침착된다. 신장 세포나 요세관 내부에 요산의 결정이 쌓이면 신장 기능이 점차 저하되는데 이것을 통풍신이라 한다.

단백뇨가 신장이 상했다는 증거인데 통풍 환자를 조사해 보면 약 반수가 단백뇨를 보인다.

또 통풍신이 되면 요의 흐름이 나빠지므로 신우신염이나 요로결석의 합병증이 일어나는 경우도 많다.

이전에는 통풍의 뒷맛이 나빠 7할 정도가 통풍신에서 요독증으로 증상이 진전되어 목숨을 잃었다. 그러나 최근에는 좋은 약도 생겨 합병

격통을 동반하는 통풍 발작

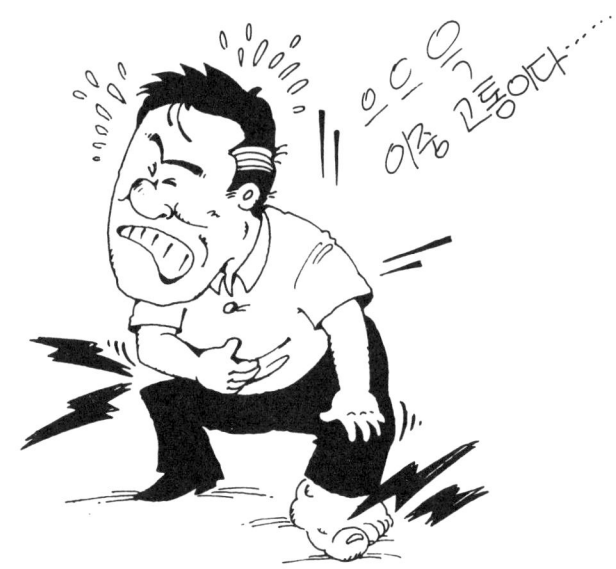

통풍신장이 되면 요로 결석이나 신우신염이 되기 쉽다.

증이 없어 빠른 치료를 하면 건강한 사람과 같이 천수를 다하는 것도 어렵지 않게 되었다.

그러므로 당뇨병과 마찬가지로 통풍의 경우도 합병증 예방이 매우 중요하다. 그를 위해서는 통풍 그 자체의 치료를 바르게 하는 것은 물론이고 통풍에 의한 신장 기능의 장애도 바르게 치료하면 거의 진행되지 않는다.

치료는 의사의 지도에 의한 내복약도 중요하지만 식이요법도 큰 비중을 차지한다. 식사로는 요산의 원료가 되는 프림체라는 성분을 함유한 식품을 삼가할 것. 육류, 특히 육즙이나 내장을 피하고 곡류, 야채, 과일 그리고 수분을 충분히 섭취하도록 한다. 요컨대 미식을 하고 과식을 삼가하는 것이다. 이것은 당뇨병이나 심장병 등 성인병 예방에도 공통적인 명심 사항이다.

□ 고혈압과 신장

고혈압의 판정 기준은 나라에 따라 다소 차이가 있는데 우리의 경우 최고 혈압 150, 최저 혈압 90 이상을 고혈압이라고 하는 것이 일반적이다. 고혈압을 파생하는 병은 여러 가지가 있으나 가장 많은 것은 원인불명의 고혈압으로 이것을 본태성 고혈압이라고 한다. 혈압이 올라가는 것은 보통 남성 40~50세 무렵부터. 여성은 폐경기를 지나면서부터인데 20~30대에 일찍부터 혈압이 오르는 사람도 있다.

처음에는 혈압이 동요하기 쉽고 이른 아침 안정시에는 정상이다가 낮에는 높아지는데 이것을 방치해 두면 마침내 언제나 높은 지속성 고혈압 상태가 된다. 그리고 이 상태가 오래 지속되면 심장은 비대해져 전신의 혈관에 동맥경화가 진행되어 버린다.

신장과 고혈압이 밀접한 관계에 있다는 것은 앞장에서도 이야기했는데 고혈압이 오래 계속되면 신장의 가는 동맥에도 동맥경화가 일어난다. 그 때문에 신장을 흐르는 혈액량은 적어지고 신장기능도 저하돼 단백뇨가 나오게 된다. 이것을 신경화증이라고 한다.

신경화증(辰硬化症)의 치료에는 신장만을 생각해도 별 의미가 없다. 이 병 초기에는 신장의 혈류량이 저하돼도 사구체의 여과 기능은 그다지 상하지 않는다. 신장 기능을 안정된 상태로 유지하기 위해서는 역시 고혈압 자체의 컨트롤이 무엇보다도 중요하다.

고혈압의 자각 증상으로써 두통, 현기증, 어깨결림, 두근거림, 숨가쁨 등이 알려져 있으나 오히려 아무런 호소도 하지 않는 쪽이 많은 것 같다. 증상이 없다고 방심하는 것이 문제이다. 증상이 있든 없든 오랫동안

고혈압이 되지 않기 위해

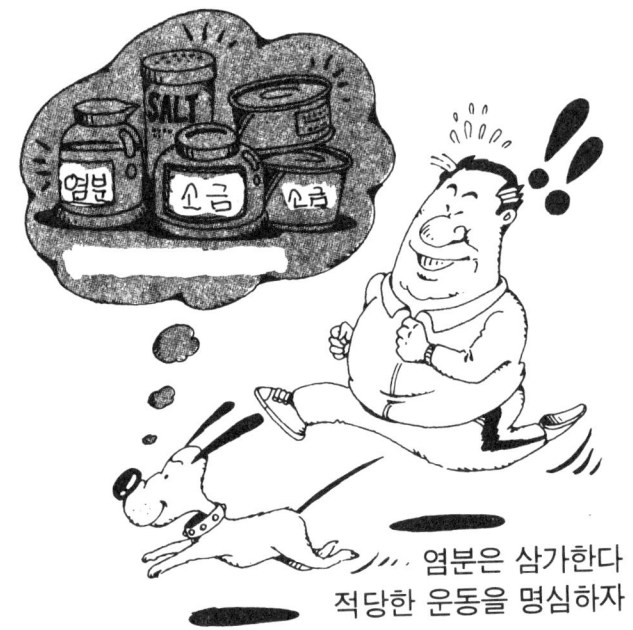

염분은 삼가한다
적당한 운동을 명심하자

사용해 온 혈관은 분명히 상해 있으므로 고혈압 초기부터 아니 유전적 소인이 있는 사람은 고혈압이 시작되기 전부터 혈압이 오르지 않는 생활을 명심해야 한다.

그 포인트는 ① 과로를 피한다. ② 적당히 운동을 한다. ③ 비만을 예방한다. ④ 추운 지방에서는 보온에 주의한다. ⑤ 염분을 삼가한다 ──등이다.

동시에 강압제 복용도 의사의 지시에 따라 끈기있게 계속해야 한다. 자신 멋대로 판단하여 약을 먹거나 멈추어서는 안 된다.

5 성인병 예방식(成人病豫防食)의 권유

중국에는 오래 전부터 '의식동원'이라는 말이 있어 인간의 몸에는 의료와 마찬가지로 식사가 중요하다는 것을 인식하고 있었다.

이말은 의학이 발달한 오늘에도 새삼 음미해 볼 가치가 있다고 생각한다.

'인생은 잘해야 오십'이라던 시대에 맹위를 떨치던 감염증은 페니실린을 비롯한 항생물질의 발견에 의해 거의 극복되었다. 그 외 금세기에 들어 의학은 눈부신 진보를 보여 오늘날은 바야흐로 '인생 팔십부터'가 되었다.

그러나 '인생 팔십부터'에도 인간을 괴롭히는 병이 없어진 것은 아니다. 아직 원인을 확실히 모르는 암 그리고 만성적으로 진행되는 성인병이 큰 문제이다. 이중 암은 그 일부가, 성인병은 그 전부가 식생활과 밀접한 관계가 있다는 것이 밝혀졌다. 특히 고혈압, 심장병, 당뇨병 등의 성인병은 그 예방이나 치료에나 식사가 큰 비중을 차지한다. '의식동

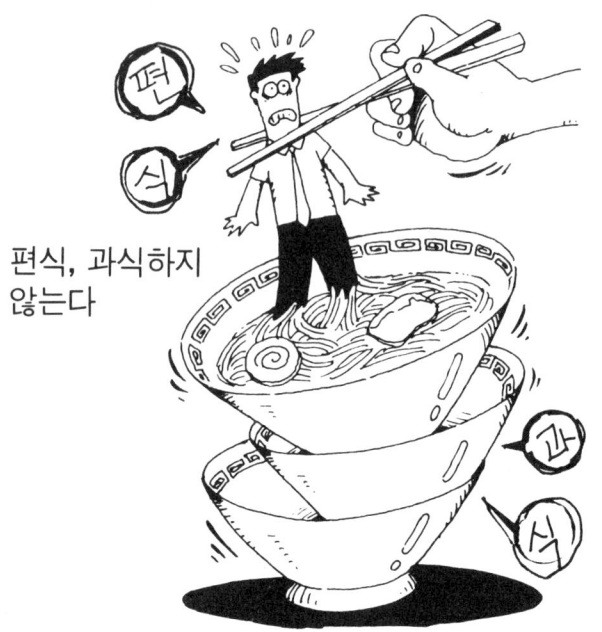

편식, 과식하지 않는다

원'이라는 말이 적용되고 있는 것이다.

□신장을 달래는 식생활의 지혜

앞 항에서 이야기했듯이 신장이라는 섬세한 장기는 혈액을 여과하는 일을 하며 당뇨병, 통풍(通風), 고혈압 등의 성인병에 의해 큰 타격을 받는다.

그 외 심장병이나 간장병도 말기가 되면 신장 기능을 저해하는데 비교적 일찍부터 신장에 장애를 주는 앞의 세 가지 병이 더욱 문제이다. 따라서 신장에 있어서 삼흉(三凶)이라고 할 수 있는 당뇨병, 통풍, 고혈압을 예방하는 것이 바로 신장병 예방이 된다고 해도 좋을 것이다.

또 당뇨병, 통풍, 고혈압을 예방하는 식생활은 심장병 예방으로도 이어 지며, 성인병 예방식이 되는 것이다.

그럼 그것은 어떤 식사인가?

너무 자세하게 이야기하면 오히려 실행하기 어려울 것이므로 여기에서는 3가지 포인트를 들어 보겠다.

그 첫째──편식, 과식하지 말 것. 이것은 말할 것도 없이 당뇨병 예방이 포인트이다.

그 둘째──육류를 과식하지 말 것. 이것은 통풍 그리고 심장병 예방으로 이어진다.

그 셋째──염분은 삼가한다. 이것은 고혈압 예방의 결정적인 요점이다.

세 가지 모두 상식적인 것들이다. 그러나 매일의 식생활을 되돌아 볼 때 과연 그것을 실행하고 있는 것인가?

지혜를 짜고 연구하면 육류를 줄이고 염분을 삼가하면서도 맛있는 음식을 만들 수 있을 것이다. 성인병이라는 녀석이 찾아오기 전에 지혜를 발휘하여 건강한 식사 습관을 길러야 할 것이다.

6 신장병에 걸리지 않기 위한 생활

☐ 담배는 적

담배의 해라고 하면 우선 누구나 폐암을 머릿속에 떠올릴 것이다. 그러나 담배는 폐암 뿐만이 아니라 후두암, 인후암, 구강암, 식도암, 위암과도 밀접한 관계가 있다. 요컨대 담배 속에는 발암 물질이 많이 함유되어 있어 그 연기가 접촉하는 호흡기나 소화기는 끊임없이 발암물질의 자극을 받게 되는 것이다.

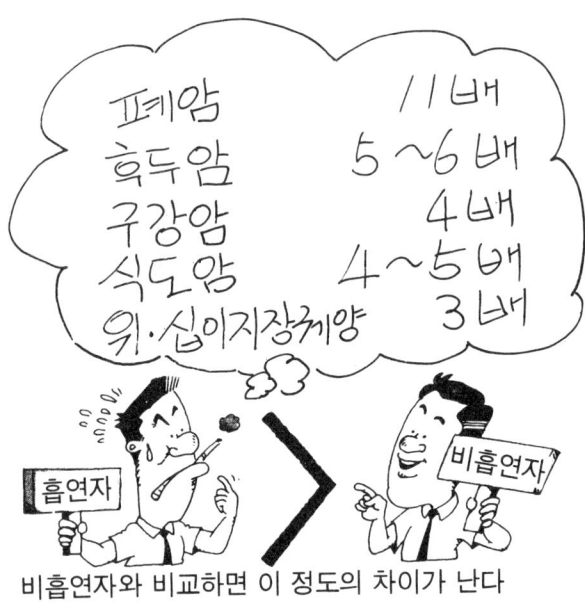

비흡연자와 비교하면 이 정도의 차이가 난다

 니코틴의 해도 경시할 수 없다. 니코틴은 농약용 살충제에도 사용되고 있는 맹독으로 어린이에게 담배 한 개피를 피게 하면 생명을 잃을 우려도 있을 정도이다. 담배에 불을 붙여 4cm 정도 빨면 그 연기 중에는 1~2mg의 니코틴이 들어 있다.
 이 니코틴은 모세혈관을 수축시켜 일시적으로 혈압을 상승시키는 작용이 있다. 그 반복이 혈관에 상처가 주어 동맥경화를 진행시키는 한 원인이 된다는 것은 쉽게 이해할 수 있을 것이다. 미국의 연구로는 고혈압, 고콜레스테롤혈증과 함께 끽연(喫煙)이 심장병의 3대 위험 인자 리고 한다.
 그리고 신장도 언제나 건강하게 활동하기 위해서는 혈관의 젊음을 유지하는 것이 중요하다.

아마도 담배가 몸에 좋다고 생각하는 끽연가는 거의 없을 것이다. 그럼에도 불구하고 많은 사람들이 끊지 못한다. 이것은 인간이 얼마나 습관에 지배되기 쉬운 존재인가를 말해주는 것일지도 모르겠지만 의식적으로 새로운 습관을 만들 수 있는 것 또한 인간의 특권인 것이다.

□ 술은 적당히

술은 독이며 동시에 약이기도 하다. 우선 과음의 해를 보면,
① 알콜 의존증(소위 알콜중독)이 될 우려가 있다.
② 알콜성 간염, 지방간, 간경변 등이 되기 쉽다.
③ 위의 점막을 상하여 급성위염을 일으킬 우려가 있다.
④ 알콜성 췌장염을 일으키는 일이 있다.
⑤ 임신 중에는 저체중아를 낳을 위험이 있다.
등등 역시 과음에는 위험이 가득하다.

한편 술의 효용으로서는 식욕증진, 스트레스 해소, 최면작용 등이 알려져 있다. 또 최근에는 적당한 양의 술은 이로운 콜레스테롤(HDL, 콜레스테롤)을 늘려 동맥경화 예방이 된다는 보고도 있다.

아무튼 적당하게 즐기는 것이 중요하다.

신장에 관해 말하자면 발병한 뒤에는 몰라도 건강한 사람의 신장병 예방이라는 관점에서는 적당한 양의 술이라면 걱정할 것 없을 것이다.

단, 휴간일을 만들고 술안주로는 양질의 단백질을 섭취, 즐겁게 마시는 것을 잊어서는 안 된다.

□ 약은 남용하지 않는다

약은 병을 치료하기 위한 무기이지만 생체에 있어서는 이물질이므로

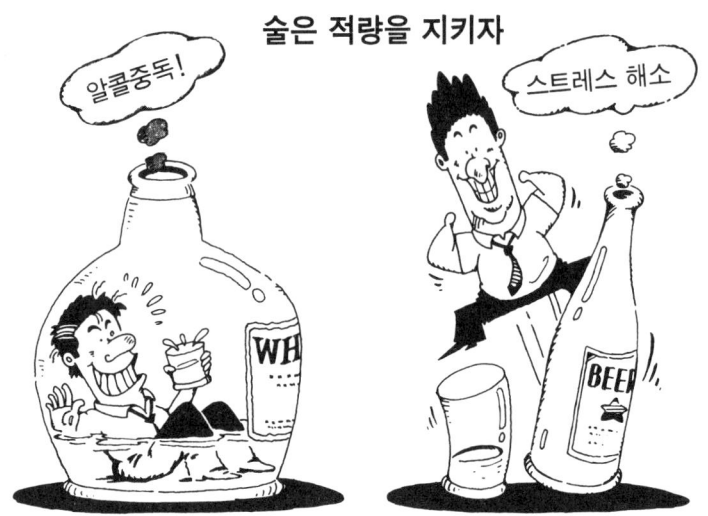

술은 마시는 법에 따라 약이 되기도 독이 되기도 한다.

그 성분 대부분은 간장에서 대사되고 신장에서 요로써 또는 대장에서 변과 함께 또는 폐에서 날숨에 섞여 체외로 배출된다.

   신장을 경유하여 체외로 배설되는 약 속에는 신장에 장애를 주는 것도 있는데 그것을 보면 다음과 같다.

① 설퍼제

연쇄구균, 포도구균, 등 많은 세균에 유효한 설퍼제(sulfanilamides)는 때론 신장장애를 일으킨다. 요세관 속에서 설퍼제가 결정이 되어 석출되면 신세포에 손상을 미치기 때문인데 이 약 복용 중에는 결정이 되는 것을 막기 위해 수분을 다량 섭취해야 한다. 또 설퍼제에 과민한 사람이 혈관 간장애를 일으켜 신장 기능이 나빠지는 일도 있다.

   증상으로서는 구역질, 구토, 발열, 혈뇨 등이 있고 심하면 요량이 점차 줄어 무뇨가 되고 급성신부전을 일으킨다. 약 복용 중에 이런 증상이 나타나면 곧 복용을 중지하고 의사에게 연락해야 한다.

설퍼제는 1960년대 전까지는 많이 사용되었으나 크로람페니콜(chloramphenicol), 테트라사이클린(tetracyclines) 등의 항생물질이 다용되게 된 뒤에는 사용량이 줄어 주로 요로 감염증 등 한정된 병에 쓰이고 있다. 시판되고 있는 방광염 약에 들어 있으므로 복용할 때는 신장장애에 주의해야 한다. 또 방광염을 반복해 일으키는 사람이 시판되고 있는 약을 막연히 장기간 막는 것도 좋은 일이 아니다.

② 페나세틴(phenacetin)

페나세틴은 오래 전부터 사용되고 있는 해열 진통제로 아스피린, 피린계 약제와 함께 고전적 해열 진통제라 부르는 사람도 있다.

이 약은 신장장애를 일으키기 쉽다는 것이 알려져 있고 구미에서는 이 약을 과용하면 만성신부전에서 요독증으로까지 발전해 버린 사람도 상당수에 이른다.

신장장애만이 아니고 발암 작용의 의심도 있어 페나세틴은 오늘날 거의 쓰이지 않으며 대신 그 유도체인 아세트아미노펜이 쓰이게 되었다. 그러나 이것은 화학구조가 비슷하여 장기간 사용하면 신장장애가 일어나기도 한다. 아세트아미노펜은 시판되고 있는 진통제나 감기약에도 자주 쓰이므로 장기간 복용하지 않도록 주의하기 바란다.

③ 항생물질(抗生物質)

세균, 바이러스, 곰팡이 등 여러 가지 미생물에 유효한 항생물질 중에는 신장에 유해한 것도 있다. 진균증(眞菌症) 치료용 항생물질, 스트렙토마이신, 카나마이신, 페니실린 등이다.

이들은 의료용으로 사용되는 것으로 장기간 연용할 경우에는 의사는 간장이나 신장의 기능을 정기적으로 검사하면서 투여한다. 환자 쪽에서도 항상 주의하여 단백뇨나 혈뇨가 나오면 곧 사용을 중지하고 의사에게 연락한다.

또 테트라사이클린계 항생물질은 유용 기한이 지나 오래되면 중대한 신장장애를 일으키는 일이 있다. 이전과 같은 증상이 있다고 해서, 의사가 주었던 오래된 약을 먹어서는 안 된다.

약은 바르게 복용하자

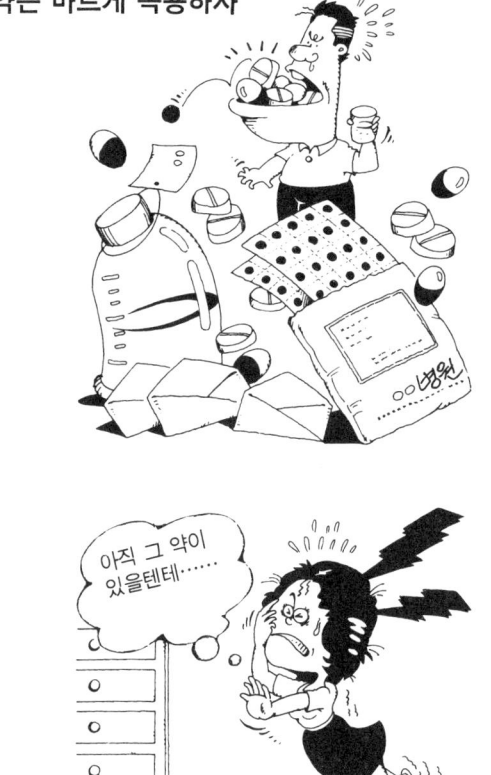

약의 남용이나 오래된 약의 복용은 절대로 금한다

신장병(腎臟病)의 조기 발견을 위해

1 검뇨(檢尿)를 하자, 신장(腎臟)을 지키자

  통증이나 발열이 있는 급성질환이라면 누구나 병을 알아 그 어떤 조치를 취할 것이다. 그러나 언제 시작되었는지도 모르게 시작되어 심한 자각 증상도 없는 만성질환은 성가시다. 발견이 늦어져 이제 상당히 진행된 상태에서 의사를 찾는 경우가 적지 않은 것이다.
  신장병에는 여러 가지 종류가 있는데 그 대부분이 자각 증상으로는 좀처럼 발견하기 어려운 만성질환이다. 그 증거로 많은 신장병 환자들이 때마침 다른 병으로 요 검사를 한 결과 단백뇨나 혈뇨를 발견한 사람이나 학교나 직장의 검진, 생명보험 가입시의 검진 때 발견되고 있다.

□ 정기검진(定期檢診)의 권유
  이것은 평소 건강관리에 신경을 쓰고 적어도 1년에 한 번은 검진을 받는 것이 조기발견을 위해 매우 중요하다는 것을 말해 준다.
  어떤 병이든 그렇지만 조기발견. 조기치료만큼 중요한 것은 없다.
  현대 의학의 눈부신 진보는 진단, 치료 기술도 크게 발전시켰다. 예전

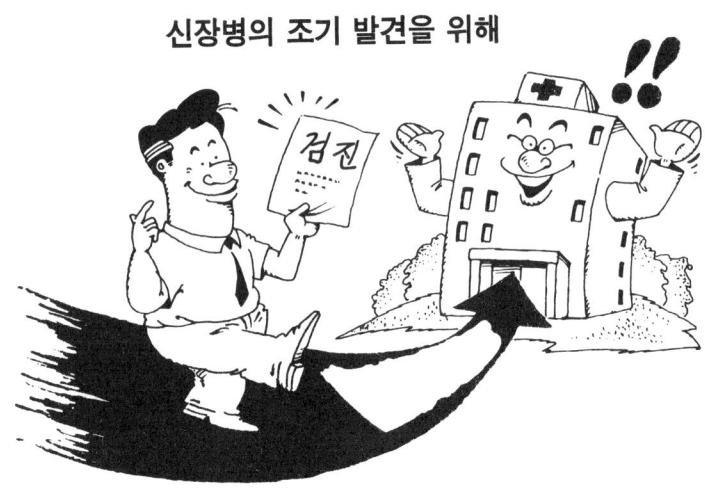

신장병의 조기 발견을 위해

연 1회는 정기 건강 진단을

에는 만성신염이라고 하면 고치지 못하는 병으로 간주하고 증상이 진행되어 가는 것을 다만 지켜보는 수밖에 없었다.

그러나 이제는 진단기술의 진보로 조기발견도 가능해졌고 적절한 치료를 하면 병의 악화를 막아 완전히 사회로 복귀할 수 있다는 것도 전혀 꿈 같은 이야기만은 아니다. 악화를 막는 열쇠가 되는 식이요법에 대한 사고방식이나 방법도 크게 진보했다.

이와 같은 의학 진보의 덕을 보기 위해서도 조기발견이 필요하며 그를 위해 좀더 확실한 방법은 정기 검진을 받는 것이다. 가정 주부나 자영업을 하는 사람은 증상이 없으면 자신의 건강을 과신하는 경향이 있는데 방심은 금물이다.

특히 가까운 친인척 중에 신장병이 있을 경우 이제까지 없던 얼굴이나 손발의 부종, 혈압 상승, 또는 단백뇨, 혈뇨가 보이면 년 1회의 정기 검진을 거르지 말고 받도록 한다.

2 가정에서 할 수 있는 요 검사(尿檢査)

□ 요(尿)는 건강의 바로미터

'쾌식, 쾌면, 쾌변은 건강의 척도'라고 한다. 여기에 또 한 가지 '쾌뇨'라는 항목을 추가하는 것은 어떨까? 요라는 것은 배변과 달리 멈추는 일이 없으므로 누구나 평소에는 그다지 신경을 쓰지 않는다. 그러나 매일 시원하게 요가 나온다는 것은 실은 매우 중요한 일로 만일 그것이 정지되어 버리면 그야말로 큰 일이다.

신장병일 때 나타나는 요의 이상에 대해서는 이미 이야기했지만 평소 주의해야 할 점을 다시 한 번 정리해 보자.

① 요의 양이 줄었다.
② 요의 횟수가 적어졌다.
③ 요의 양이 늘었다.
④ 요의 횟수가 많아졌다.
⑤ 요에 피가 섞여있다.
⑥ 요가 탁하다.
⑦ 배뇨 때 아프다.
⑧ 밤, 몇 번씩 배뇨 때문에 일어난다.

□ 단백뇨(蛋白尿)는 간단히 검사할 수 있다

신장병이 발견되는 가장 흔한 계기는 단백뇨 때문인데 이것은 가정에

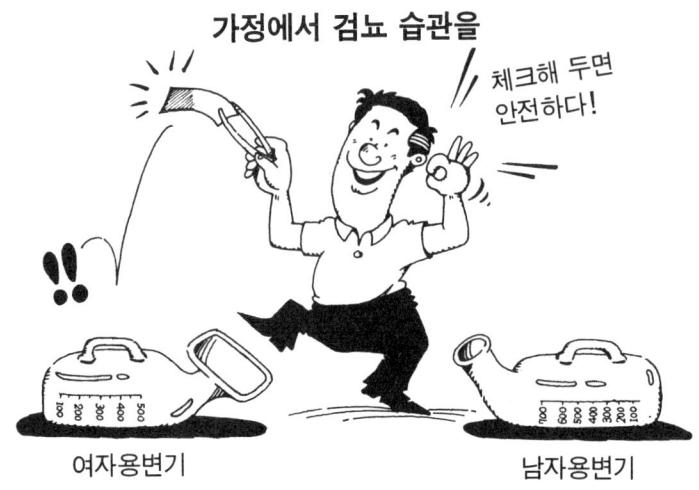

눈금이 있는 변기를 사용하면 요량을 측정하기 쉽다.

서도 간단히 검사할 수 있다. 시험종이가 시중에 나와 있으므로 용기에 요를 담아 용지를 담그고 색의 변화를 보면 요에 단백이 나와 있는지 어떤지를 곧 알 수 있다. 단백뇨만이 아니고 혈뇨나 당뇨가 있는지도 이 용지로 간단히 조사할 수 있으며 신뢰할 만하다. 그러므로 가정에서 검뇨하는 습관을 기르면 좋다.

예를 들면 한 달에 한 번 첫째 일요일 아침에 가족 모두가 검뇨하는 것이다. 또는 몸 컨디션이 나쁠 때 검온과 함께 가볍게 검뇨를 해 본다. 그것만으로도 신장병이나 당뇨병을 조기에 발견하는데 도움이 된다.

가까운 친인척 중에 신장병이나 당뇨병이 있는 사람은 가족 모두의 건강 관리를 위해 꼭 검뇨하는 습관을 들였으면 한다.

단, 앞에서도 이야기했듯 건강한 사람이라도 격렬한 운동을 했을 때는 요에 단백이 나올 수도 있다. 요단백이라 해서 신장병이라고 속단하지는 말고 정확한 진단을 받도록 한다.

시험용지에 의한 검뇨 외에 하루의 요량, 요의 횟수, 요의 비중도 가족이 모여 조사해 두면 의사의 진단에 도움이 된다.

요량을 잴 수 있도록 눈금이 그려져 있는 소변통이 있으므로 그것으로 요량을 측정해 두면 그 합계로 1일 요량을 간단히 낼 수 있다. 요의 비중은 비중계를 이용해 잰다. 요를 실린더에 받아 비중계를 띄워 눈금을 읽으면 되는데 이것도 기구만 있으면 간단하다.

요의 양, 횟수, 비중까지 매일 조사하여 기록하는 것은 힘들지만 신장병에 걸린 사람은 자신의 컨디션을 알 수 있는 단서가 되고 재발 방지에도 도움이 되므로 가능한 오랫동안 기록해 볼 것을 권한다.

3 혈압(血壓)은 스스로 재자

뇌졸중, 심장병, 동맥경화, 신장병, 대동맥류에 의해 일어나는 노인성 탈조 등 성인병이라고 하는 대부분의 질환이 고혈압과 관계있다는 것은 잘 알고 있을 것이다. 그러므로 성인병 검진에서는 반드시 혈압 측정이 행해지고 건강 진단의 기초 자료가 되고 있는 것이다.

그런데 혈압은 끊임없이 변동하고 있으며 그 변동폭은 보통 10~20 mm Hg 정도이다. 아침에 눈을 떠 아직 잠자리에 있을 때 측정한 것을 기초혈압이라고 하는데 이것이 하루 중 가장 낮다. 단, 변의나 요의가 없어야 하는 것이 조건이다.

한편 우리들이 보통 생활하고 있을 때의 혈압을 평상혈압이라고 하며 이것은 당연히 기초혈압보다 다소 높아진다. 고혈압 진단 자료로써 이전

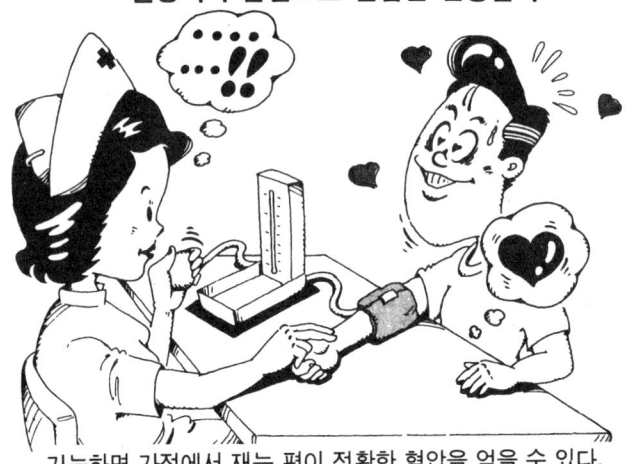

가능하면 가정에서 재는 편이 정확한 혈압을 얻을 수 있다.

에는 기초혈압을 이용했는데 최근에는 평상혈압을 쓰고 있다. 고혈압인 사람도 보통 일을 하고 몸을 움직이므로 그럴 때의 혈압치를 판단 기준으로 삼는 편이 실제적이기 때문이다.

□신학자(神學者)라도 진찰실에서는 혈압이 올라간다

평상혈압은 운동 직후가 아닌 정신적으로 안정돼 있을 때 측정한다. 최근에는 손쉽게 잴 수 있는 전자혈압계가 있어 가정에서도 간단히 혈압을 측정할 수 있게 되었다.

자신의 평상혈압을 알아 두는 것은 건강관리상 중요하며 가능하면 혈압계를 준비해 두고 평소 자신의 혈압을 재는 습관을 갖는 것이 좋다. 병원에 가면 누구나 긴장하여 보통 때보다 혈압 수치가 다소 올라간다. 즉, 집에서 스스로 재는 편이 보다 정확한 평상 혈압이라 할 수 있다.

제3장

신장병(腎臟病)의 치료와 문제점

약에 의한 신장병(腎臟病)의 치료

1 신장병에 특효약은 없다

아직 신장병 특효약이라고 할 만한 것은 없다. 그러므로 생활관리, 식이요법 등 현재 의학 지식으로 가장 좋다고 생각되고 있는 것을 총동원하여 병이 나을 조건을 만들어 주어야 한다.

원래 우리의 몸에는 병을 자연적으로 치유하는 장치가 갖추어져 있다. 자연 치유력이라고 하는데, 급성신염 대부분이 그리고 만성신염의 일부가 자연히 낫는 것도 환자에게 본래 갖추어져 있는 자연치유력이 발휘되기 때문이다.

그럼 어떻게 하면 자연 치유력이 잘 발휘될 수 있는가. 큰 기둥이 되는 것은 식이요법, 그리고 안정, 보온, 일하는 방법 등의 생활관리인데 이에 대해서는 다음 장에서 자세히 이야기하겠다. 다만 여기에서는 신장병 치료의 기본은 자연 치유력을 잘 이끌어 내는 그 보조 수단에 지나지 않는 약물요법이 있다는 것을 이야기해 두겠다. 신장병을 고치기 위해서는 환자와 그 가족의 끈질긴 노력이 필요한 것이다. 또한 많은 환자 중에는 약물요법이 상당한 효과를 나타내는 이도 있으므로 이하 주요 약물요법과 그 목표 주의점 등을 이야기해 보겠다.

② 스테로이드 요법(療法)

스테로이드라는 것은 부신피질에서 분비되는 호르몬으로 최근에는 강력한 스테로이드제가 몇 가지나 합성되고 있다.

이 약은 원래 관절 류머티즘의 치료약으로 개발되었으나 그 등장은 매우 드라마틱하여 대단한 특효약이 탄생했다고 환영받았다.

그러나 곧 환영만 할 것도 아니라는 것을 알게 되었다. 스테로이드제는 각종 염증 질환이나 알레르기 질환에 극적으로 효과를 발휘하는 대신 부작용도 심해 구분 사용이 무척 어려운 것이다. 그래도 병 중에는 꼭

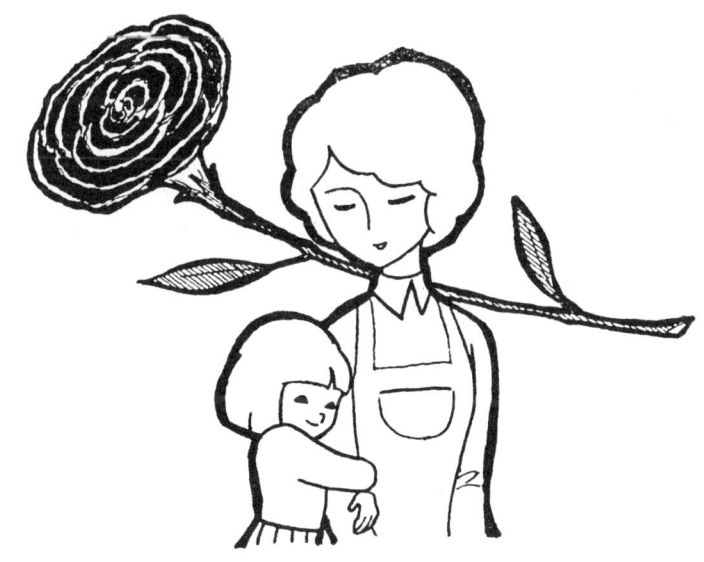

스테로이드제가 필요한 것도 있어 의사는 부작용을 고려하면서 신중히 사용한다.

□ 리포이드 네프로제에는 효과

스테로이드 요법이 가장 유효한 것은 앞에서 이야기했듯이 리포이드 네프로제이다. 네프로제 증후군 중에서도 사구체 변화가 가장 작은 타입으로 스테로이드 요법은 어린이의 경우에는 90%, 성인도 30%가 효과를 본다고 한다.

치료를 개시한 단계에서도 충분한 양의 스테로이드제를 매일 투여하면 7~10일 전후에 요량이 늘어나고 부종이 가라앉으며 단백뇨도 깨끗이 소실돼 버린다. 환자도 건강해지므로 다 나은 것 같지만 이 시점에서 약을 중단하면 대부분의 경우 곧 재발한다.

그러므로 비록 무증상이 되어도 충분량 양의 투여를 4주간 계속하고 그 후에는 투여량을 조금씩 줄여 유지량으로 가져가 적어도 반년에서 1년간 스테로이드 요법을 계속하는 것이 보통이다.

스테로이드 요법은 루프스신염(교원병의 일종, 전신성 에리테마토데스로 일어나는 신염)에도 유효하다. 리포이드형 이외의 네프로제 증후군에도 쓰이지만 무효한 경우나 재발이 반복되기도 하고 그럴 때는 다른 약물 요법을 시험할 필요가 있다.

또 당뇨병성 신염에서 네프로제 증후군이 발병했을 때에는 오히려 악화되는 경우가 많으므로 스테로이드제는 쓰지 않는다.

□ 스테로이드 요법의 부작용과 주의

스테로이드 요법을 장기간 계속하면 대부분 얼굴이 둥글어진다. 이것

스테로이드제의 부작용

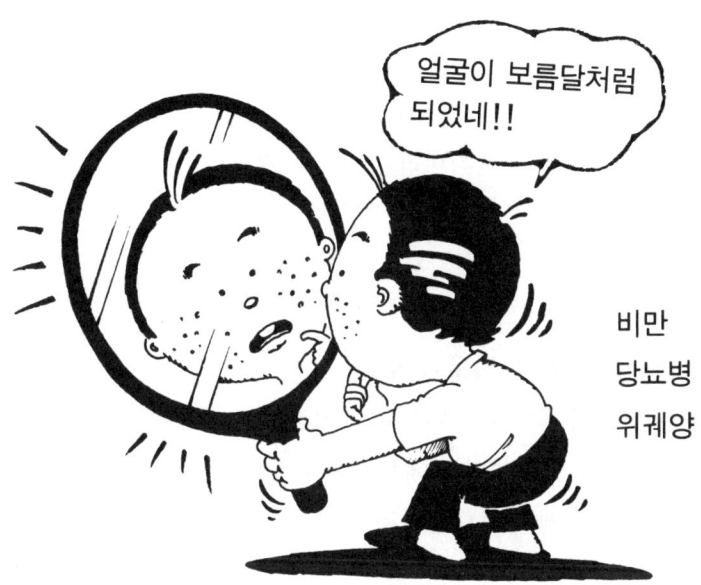

을 문훼이스(moon face)라고 한다. 또 여드름이 생기기도 하고 살이 찌기도 하며 털이 많아진다. 이들은 비교적 가벼운 부작용이며 약을 중단하면 원상태가 된다.

심해지면 당뇨병, 위궤양 등을 일으켜 약을 중단해야 할 경우도 있다. 아무튼 부작용에는 개인차가 크므로 약의 중지나 감량은 주치의와 상의하여 효과와 부작용을 보면서 치료를 해 나가야 한다.

③ 이뇨제(利尿劑)와 이뇨강압제(利尿降壓劑)

최근에는 효과가 좋은 이뇨제가 여러 종류 만들어지고 있어 부종 치료에 널리 쓰이고 있다. 이뇨제는 요량을 증가시키는 동시에 요 중에 나트륨 배설을 촉진하므로 혈압을 내리는 작용도 있어 이뇨강압제라고도 불리운다.

자주 쓰이는 것은 사이아자이드제와 루프이뇨제로 사이아자이드제와 루프이뇨제로 사이아자이드제로는 10종류 이상이 있다. 루프이뇨제라는 것은 요세관의 루프 상행각이라는 부분에 작용하여 수분 재흡수를 막기에 붙여진 이름으로 프로세미드, 에크타린산 외에 여러 가지가 있다. 루프 이뇨제는 사이아자이드제보다 강력하여 부종이 심할 때 쓴다.

□이뇨강압제의 부작용과 주의

이들 이뇨강압제는 주로 나트륨을 배설시키는 것에 의해 요량을 증가시키는 것으로 염분 섭취를 과도하게 제한하지 않으면 충분한 효과를 볼 수 없다. 염분 제한에 대해서는 의사의 지시가 있을 것이므로 그것을 잘 지키기 바란다.

염분 제한을 지키지 않는 환자에게 이뇨강압제를 놓아 부종을 없애려면 다량의 약을 쓰게 되어 부작용을 일으킬 위험이 커진다.

부작용으로서 나트륨과 함께 칼륨 배설도 늘어 리칼륨혈증을 일으킬 수 있다. 조갈, 권태감, 근육 피로, 요량 감소, 배뇨 횟수 감소, 구역질 등은 저칼륨혈증 징조일 경우가 있으므로 이런 증상이 있을 때는 의사와 상의한다.

부작용을 막기 위해서는 적당한 염분을 섭취하는 한편 칼슘이 풍부한 야채나 과일(바나나, 감귤류, 메론, 토마토 등)을 많이 먹는다.

이뇨강압제를 복용할 때 신선한 과즙이나 야채 주스를 한 컵 정도 마시는 것도 좋은 방법이다. 특히 스테로이드 요법과 이뇨강압제를 병용할 때는 저칼륨혈증을 일으키기 쉬우므로 식사에 주의가 필요하다.

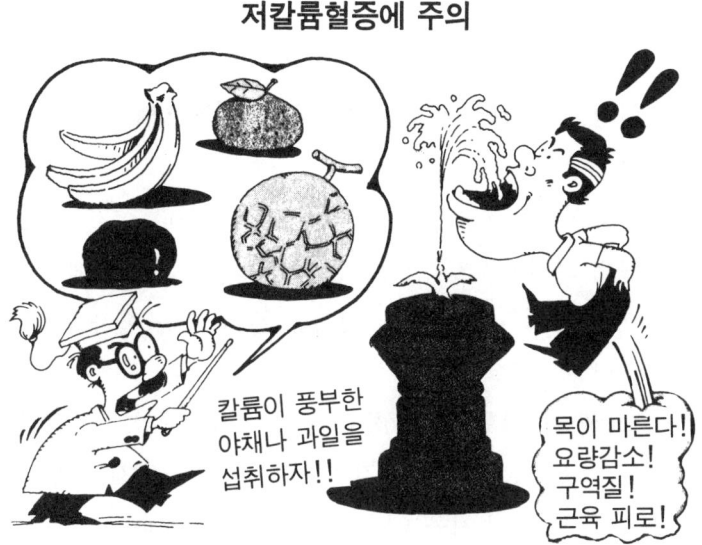

저칼륨혈증에 주의

이 외 사이가자이드약을 장기간 복용하면 통풍이나 당뇨병을 유발할 수 있으므로 주의가 필요하다. 친인척 중에 환자가 있으면 미리 의사에게 이야기를 한다.

또 이뇨강압제를 저녁 식사 후에 복용하면 야간 배뇨가 많아져 수면을 방해하므로 복용은 오전 중이 좋을 것이다.

4 혈압강하제(血壓降下劑)

이뇨강압제 외에도 혈압강하제 또는 강압제라 불리우는 약이 몇 가지 있고 본태성 고혈압이나 신경화증, 고혈압형 만성신염 등에 쓰이고 있다. 강압제는 병의 종류나 경중 정도에 따라 구분 사용하고 조합 사용하기도 한다. 현재 널리 쓰이고 있는 강압제를 작용에 따라 나누고 그 성질이나 사용상의 주의점을 이야기해 보겠다.

□ 중추신경(中樞神經)에 작용하는 강압제(降壓劑)

중추 및 말초신경에 작용하는 것으로 레셀핀이 있다. 이것은 인도에서 3000년 전부터 쓰이고 있던 신경안정 작용이 있는 민간약에서 유래된 것이다. 현재는 급성일 때나 경구 섭취를 할 수 없는 환자에게 쓰이고 있다.

부작용으로써 큰 막힘, 설사, 졸림 등이 있을 수 있고 또 드물게는 위궤양을 일으키기도 한다. 장기간 대량 사용하면 정신이 우울해 질 수도 있으므로 고령자의 경우는 특히 이 점에 주의한다.

□ 말초혈관(末梢血管)을 확장시키는 강압제

혈관을 지배하는 신경에 작용하여 말초혈관을 벌려 혈압을 내리는 혈관확장제로 대표적인 것이 히드라라진, 브드라라진, 에카라진이 있다.

부작용으로써 두통, 두근거림, 숨가쁨, 빈맥(頻脈) 등의 상태가 나타날 수 있으므로 협심증 등 심장병이 있는 사람은 쓰지 않는다.

□ 교감신경 억제약(交感神經抑制藥)

크로니진, 메틸드파, 구아나벤즈 등이 있다. 메틸드파는 교감신경에 작용하는 승압 호르몬 카테콜아민을 만드는 효소의 작용을 억제할 수 있다고 생각하고 있다. 소량으로도 매우 강력한 효과를 발휘할 수 없고

의사와의 신뢰 관계를 중요시

특히 신장병 고혈압에 잘 듣는다.

부작용으로써는 졸림, 조갈감(燥渴感), 권태감, 임포텐스 등의 증상을 볼 수 있다. 메틸드파는 증상이 심한 간장애나 용혈성 빈혈을 초래하는 경우도 있다.

□ 항(抗)알드스테론약(藥)

체내에 나트륨을 축적하는 작용을 하는 알드스테론이라는 호르몬과 결항작용이 있는 약이다. 본태성 고혈압 환자 중에는 이 약에 반응을 잘하여 혈압이 내리는 예가 있으며 그런 반응이 없는 환자에게 쓴다.

또 이 약은 이뇨강압제의 부작용인 저칼륨혈증을 예방하는 우수한 작용이 있으므로 사이아자이드약과 병용하는 경우도 있다.

□ 칼륨 길항약(拮抗藥)

고혈압의 전반적 치료제로서 니페디핀과 니칼디핀이 있다. 강압 효과는 니페디핀 쪽이 강렬하여 심장으로의 동맥(관동맥)을 확장시키므로 사용하기 쉬운 약이라고 할 수 있다.

□ 약의 사용을 초보자가 판단하는 것은 금물

신장병에 쓰이는 주요 약에 대해 이야기했으나 이 외에도 면역억제제, 항염증제, 항혈소판제, 항생물질, 강심제 등 여러 가지 약이 쓰일 수 있다.

아무튼 의사는 약을 사용할 때 환자의 알레르기 문제, 부작용 문제, 약과 약의 조합에 의해 일어날 수 있는 여러 가지 작용 등 여러 문제를 고려하여 사용하므로 환자 마음대로 약을 먹었다 쉬었다 해서는 곤란하다.

약을 갑자기 중단하면 위험하다는 것은 스테로이드제 항에서도 이야기했지만 혈압강하제로 갑자기 증가하면 그 반동으로 혈압이 오히려 올라가는 일이 있다. 또 부작용이 없다고 하는 민간약도 고칼륨혈증을 일으키기도 한다.

그러므로 약을 사용하는 방법은 모든 것을 의사에게 맡기는 것이 좋다.

인공투석요법의 제문제

1 투석(透析)요법이란 무엇인가

□ 인공신장(혈액투석)으로 사망률이 격감

20년 전까지만 해도 신장병 말기에 요독증이 나타나면 우선 절대로 목숨을 건질 수 없다고 간주되었다. 그러나 최근에는 인공신장(혈액투석)이나 신장이식 진보에 의해 신장기능이 현저하게 저하된 사람이라도 살 수 있고 직장에서 일할 수 있게 되었다.

이것은 현대 의학의 큰 복음이라 할 수 있을 것이다.

□ 투석(透析)치료는 평생 계속해야 한다

인공투석요법이란 간단히 말해서 신장대신 혈액을 정화하여 몸에 불필요한 것을 몸 밖으로 내보내는 치료법인데 인공신장의 능력은 건강한 신장의 약 10분의 1정도밖에 능력이 없다. 즉, 어디까지나 신장 기능의 보조 요법에 지나지 않는 것이다.

또 투석을 시작하면 당연히 이번에는 진짜 신장이 작용하지 않는다. 폐용성 위축이라고 하는데 인간의 몸은 사용하지 않으면 점점 못 쓰게

건강한 신장은 인공신장의 10배나 힘이 있다

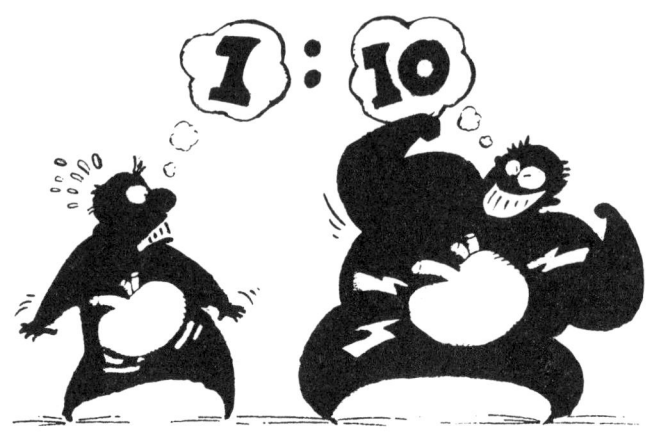

인공 신장은 신장의 보조에 지나지 않는다. 또 투석을 시작하면 원래의 신장은 점점 작아진다.

돼 버리는 것이다. 주먹 크기만한 신장이 투석을 시작한 지 약 5년이 지나면 누에콩 정도가 된다고 하니 경이로운 일이다.

급성신부전으로 인공투석요법을 하는 경우라면 신장 기능이 회복되던 원래대로 되는 경우도 있으나 만성으로 이행된 신장병은 일단 투석을 시작하면 이미 전 상태로 돌아가지 않는다. 혈액투석은 주 2~3회 1회에 4~8시간 투석요법을 받아야 하며 이것은 평생 계속해야 한다. 최근에는 환자의 편의를 고려하여 야간 투석을 하는 병원도 있으나 그렇다 해도 10년, 20년 계속 통원하는 것은 역시 큰 결점이다.

□ **언제 투석을 시작하는가**

인공투석요법을 하는 것은 신장 기능이 현저히 저하되어 생명이 위험

만성투석요법의 적응 기준

① 보존요법으로 요독증상의 개선을 얻을 수 없어 일상 작업이 곤란할 때			
② 구체적 기준(1, 2, 3 중 2개 이상의 조건이 있을 때)	1. 임상 증상(A~F 중 3항목 이상을 요한다)	A 핍뇨 또는 야간다뇨	D 신성 빈혈
		B 불면, 두통	E 고도 고혈압
		C 오심, 구토	F 체액정류(부종, 폐울혈 등)
	2. 신기능	사구체 여과량 10ml / 분 이하 또는 혈청 크레아티닌 8ml / dl 이상	
	3. 활동력	일상 작업이 곤란하다	

하기 때문인데 이 경우 크게 두 가지 경우가 있다.

하나는 급성신부전의 경우로 이것은 신부전을 일으킨 원래의 병을 치료하는 동시에 일각이라도 빨리 투석요법을 시작할 필요가 있다. 그에 의해 생명을 구하는 경우가 늘어나고 있다는 것은 이미 말했다.

또 하나는 만성신부전 경우로, 이 경우 언제 투석요법을 시작할 것인지는 적응 기준이 정해져 있다.

② 투석요법에는 2종류가 있다

□ 투석 장치

반투막이라는 말을 알고 있는가. 두툼한 셀로판막 같은 것으로 육안으로는 볼 수 없으나 무수히 작은 구멍이 나 있다.

이런 반투막 자루에 혈액을 넣어 물을 채운 비이커 속에 넣어 두면 어떻게 될까? 분자가 작은 요소, 나트륨, 칼륨 등은 반투막을 빠져 나와 물 속에 섞인다. 그러나 분자가 큰 단백질이나 적혈구는 작은 구멍을

빠져 나올 수 없으므로 혈액 속에 머문다.
 이 원리를 응용하여 혈액 중에 필요한 것은 남기고 불필요한 것을 내모는 것이 인공투석법이다. 실제로는 물이 아닌 투석액이라고 불리우는 특수한 액체를 이용한다. 투석액에는 혈액 중의 여러 성분, 나트륨, 칼륨, 그 외가 녹아 있고 그 농도를 바꾸는 것에 의해 혈액에서 투석액으로 녹아 나오는 성분이나 양을 조절할 수 있다. 또 반대로 혈액 중에 함유시키고 싶은 성분은 투석액 중 농도를 높이면 혈액 속으로 들어간다.
 인공투석요법은 반투막에 무엇을 이용하느냐에 따라 혈액투석과 복막투석 두 종류로 나뉜다.

□ **진보하고 있는 혈액투석(血液透析)**

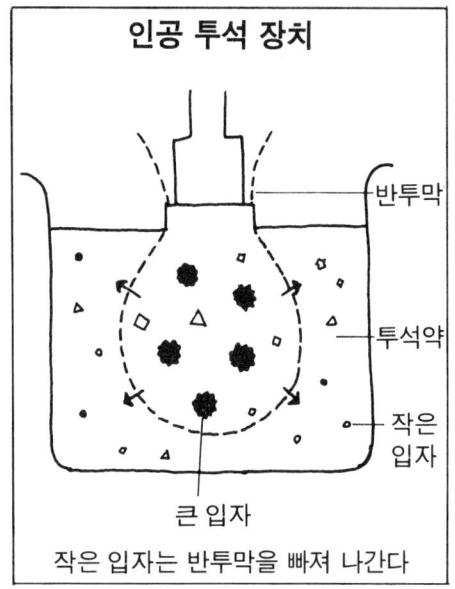

혈액투석이라는 것은 환자 혈액을 체외로 이끌어 정화하는 방법으로 이것을 행하는 장치를 인공신장이라 한다. 인공신장에 쓰이는 반투막은 최근 분자량이 큰 것도 작은 것도 여과할 수 있는 우수한 성능의 인공막이 개발되었고 인공신장 장치 그 자체도 소형화되고 다양화되어 있다. 또 최근에는 호로파이버라는 중공의 가는 섬유 속에 혈관을 보내 투석하는 최소형 인공신장도 개발되었다.

이런 장치로 투석을 행하기 위해서는 환자의 혈액을 인공신장으로 이끌어 내야 한다. 인공신장과 인체의 혈관을 잇는 부분을 샨트라고 한다. 예전에는 외샨트라고 하여 환자 동맥에 인공혈관을 붙여 인공신장으로 유도하고 정확한 혈액은 다시 인공혈관을 거쳐 정맥으로 보냈었다. 그러나 이 방법은 세균감염이나 출혈사고를 일으키기 쉬워 최근에는 긴급시 일시적으로 사용하기만 하며 보통은 내샨트라는 방법을 쓴다.

이것은 미리 소수술을 하여 주로 팔동맥과 정맥을 잇는 단락로(短絡路 ; 내샨트)를 만들어 그곳으로 혈액을 인공신장으로 유도하여 투석하는 것이다. 내샨트는 감염이나 출혈 위험은 적지만 영구적이지 못하여 어느 정도 경과한 뒤 또 수술을 하여 다른 내샨트를 만들어야 한다.

□ 쉽게 할 수 있는 복막투석(腹膜透析)

반투막으로 인간 체내에 있는 복막을 이용하는 방법을 복막투석이라고 한다. 복막이라는 것은 복벽 내부와 복부 장기 표면을 덮고 있는 자루 같은 것으로 그 표면적은 체표(體表)의 약 1.5배나 된다. 이 복막에는 무수한 모세혈관이 있어 복막으로 만든 자루 속, 즉 복강에 투석액을 넣어 주면 복막을 통해 혈관과 투석액 간에 물질 교환이 행해지는 투석을 할 수 있는 것이다.

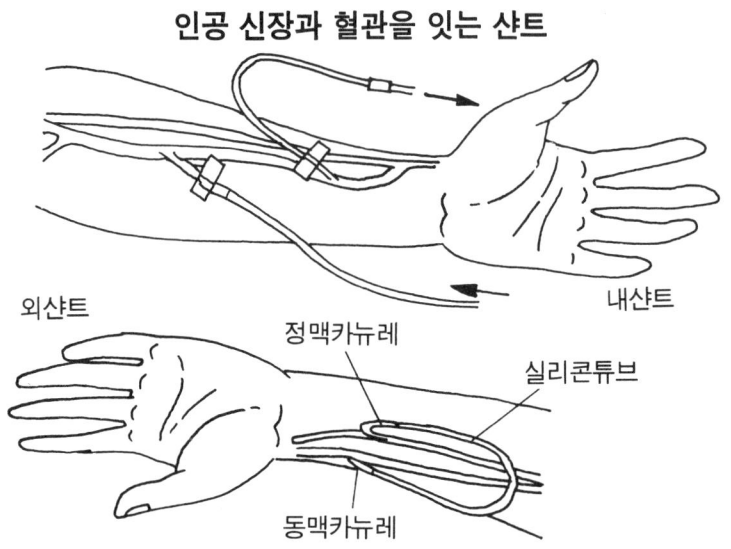

복막투석을 하기 위해서는 종래에는 복막투석액 1.5~2 l 를 1시간마다 유입시켜 10~20시간 걸려 혈액을 정화하여 아무래도 입원이 필요했었다. 그러나 최근에는 도시락 크기의 작은 장치를 몸에 붙여 1일 3~4회 투석액을 교환하면서 지속적으로 투석을 하는 방법이 개발되어 기술을 익히면 집에서도 투석할 수 있게 되었다. 이 방법을 지속외래 복막투석(CAPD)이라 부른다.

□ **혈액투석 · 복막투석의 장점과 단점**

혈액투석과 복막투석 어느 쪽이 우수할까? 안타깝게도 어느 쪽에나 장점과 단점이 있어 현재로서는 우열을 가릴 수 없다.

현재 행해지고 있는 두 종류의 투석방법의 장점과 단점을 들어보겠

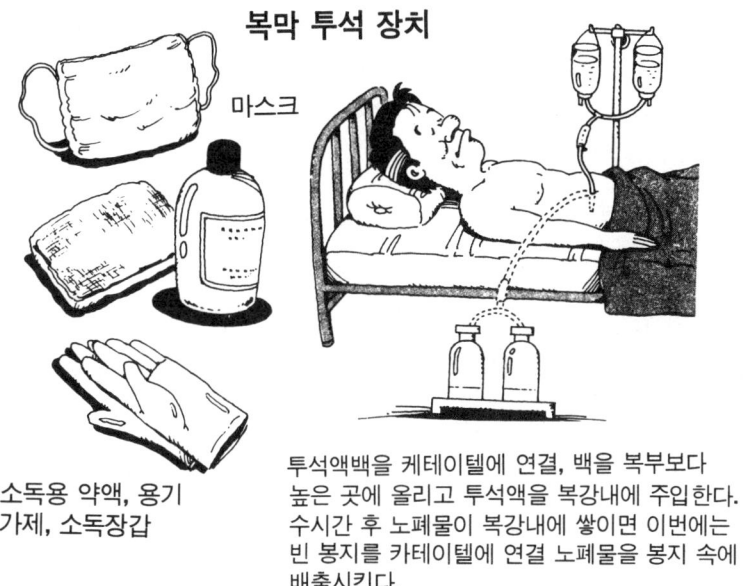

복막 투석 장치

마스크

소독용 약액, 용기
가제, 소독장갑

투석액백을 케테이텔에 연결, 백을 복부보다 높은 곳에 올리고 투석액을 복강내에 주입한다. 수시간 후 노폐물이 복강내에 쌓이면 이번에는 빈 봉지를 카테이텔에 연결 노폐물을 봉지 속에 배출시킨다.

혈액투석의 장점은 외래로 비교적 단시간(1회 4~8시간)에 할 수 있고 특히 저분자 질소화합물인 요소나 크레아티닌을 효율적으로 씻어낼 수 있다는 것이다.

그러나 결점으로서는 심장에 부담이 돼 심장비대가 되기 쉬워 이 때문에 고령자나 심장이 약한 사람에게는 적합치 않다. 또 불균형 증후군이라 하여 투석을 시작한 지 얼마 되지 않아서는 투석을 받은 뒤 2~3시간 후 두통, 구역질, 구토, 혈압하강, 경련에 시달리기도 한다. 이것은 혈액 중의 노폐물이 급속히 제거되기 때문에 나타나는 일시적인 반응이라고 보고 있다. 또 의사, 간호사, 기술자 등 전문가의 협력이 필요하여 의료비가 비싸지는 결함도 있다.

이에 비해 복막투석의 장점은 비교적 분자량이 큰 중분자 물질이나 수분을 효율적으로 제거할 수 있다는 것이다. 중분자 물질 중에는 요독증을 일으키는 것도 있으므로 이 점은 유리하다.

또 조작이 비교적 간단하여 실시방법을 습득하면 집에서도 투석을 할 수 있어 일상 생활이 훨씬 자유로워진다.

반면 복막투석의 최대 결점은 직접 복강내에 투석액을 유출입시키는 것이어서 복막염을 일으키기 쉽다. 복막염을 일으키면 복통, 발열, 구토, 구역질 등의 증상이 나타나는데 그렇게 되면 가급적 입원 치료해야 한다. 또 복막염을 종종 일으키면 복막 그 자체의 투석 효율이 떨어져 치료를 지속할 수 없게 된다.

이와 같이 혈액투석도 복막투석도 아직 어려움이 많다. 치료 성적은 환자 자신의 생활 관리에 의해 크게 좌우된다는 것을 명심하기 바란다.

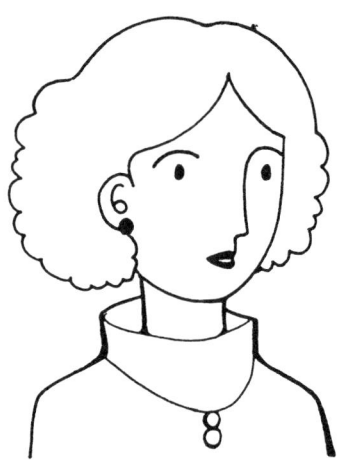

신장 이식(腎臟移植)에 의한 치료

1 신장 이식의 현황

 오늘날 미국, 캐나다, 유럽, 오스트레일리아, 필리핀 등지에서는 장기 이식이 활발히 행해지고 있다. 심장, 신장은 물론이고 우리들에게는 아직 귀에 낯선 간장 이식을 착수한 나라도 있다.
 우리 나라에서 받아들여지지 않는 이식수술을 하러 해외로 나가는 '해외도항 이식'도 눈에 띄게 되었다.
 우리는 사체에 상처를 내는 것에 대한 금기 의식이 강하여 본인이 장기를 제공하겠다고 등록을 해도 사후, 가족들이 이식을 거부하는 경우도 적지 않다.

□ 신장 은행(腎臟銀行)
 신장 이식은 그것이 성공하면 대부분 건강한 사람과 다름없는 신장 기능을 얻을 수 있다. 그러므로 투석을 필요로 하는 많은 신장병 환자들이 치료의 최종 수단으로서 신장 이식을 희망하는 것이다.
 신장 이식에는 살아 있는 사람의 신장을 하나 얻는 생체 신장 이식과

전국을 온라인으로 연결하는 신장은행

사체 신장이식 / 생체 신장이식
신장제공자(도너)
전국을 온라인으로 연결하는 신장은행
수신자(레시피엔트)
신장제공자(도너)

사체 신장 이식은 신상 이식 전체의 약 4분의 1이다.

죽은 사람의 신장을 받는 사체 신장 이식 두 가지 방법이 있다. 알고 있는 바와 같이 신장은 하나가 없이도 살 수 있는데 원래 두 개가 있던 것이 하나가 되면 역시 장기 제공자에게 큰 부담이 된다. 그런 의미에서는 생체 신장보다 사체 신장 이식 쪽이 무리가 없다고 할 수 있다.

　사체 신장은 제공자의 사후, 늦어도 48시간 이내에 이식해야 한다. 그런 이유로 세계 각국에서는 신장 은행이 운영되고 있으나 신청자에 비해 훨씬 적은 제공자가 있는 상황이다.

2 신장 이식(腎臟移植)의 문제점

□거부반응

제3장 / 신장병의 치료와 문제점 111

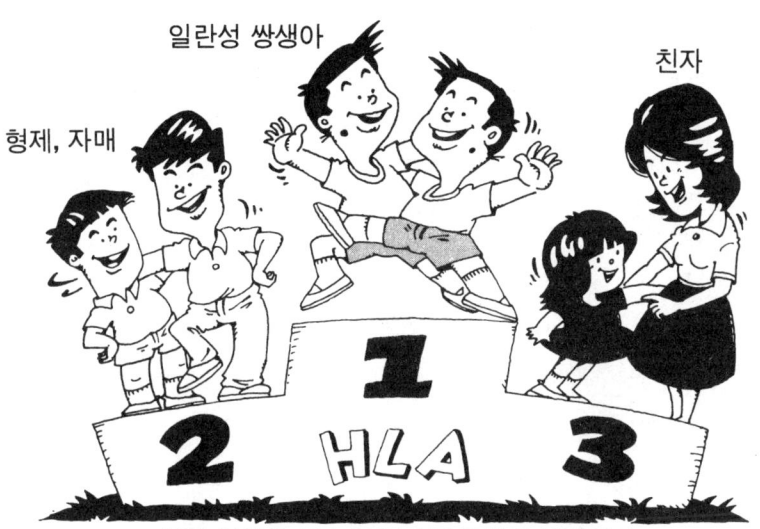

신장 이식은 HLA 형으로 적합성이 판정된다.

이식 기술이 눈부신 진보를 보이고 있다고는 해도 장기 이식은 아직 그렇게 간단한 것이 아니다. 신장 뿐만이 아니고 장기 이식의 제일 큰 문제는 거부반응을 어떻게 극복할 것인가 하는 것이다.

우리의 몸에는 외부로부터의 침입자에 대해 몸을 지키기 위한 면역 기구가 갖추어져 있다. 외부로부터 이물질이 침입해 들어오면 백혈구의 일종인 임파구가 그것을 잡아 자기와 비자기를 구별한다. 비자기로 인정 되면 곧 복잡한 생체 반응이 시작되고 침입자를 파멸시키는 활동을 하는 것이다. 이것이 거부 반응이다.

거부 반응을 방지하기 위해서는 면역계가 비자기라고 인정하지 않도록 조직이 비슷한 것을 이식할 필요가 있다. 그를 위해 실시하는 것이 조직 적합시험이다.

□조직 적합시험(組織適合試驗)

혈액형 A, B, AB, O형으로 구별하는 것은 적혈구에 의한 것인데 조직 적합성을 보기 위해서는 백혈구의 일종인 임파구가 문제가 된다. 인간의 백혈구에 포함되는 항원을 HLA라고 부르며 그 종류는 100가지 가까이 알려져 있다. 혈액형에 비해 HLA에 의한 조직 결합성은 훨씬 복잡하지만 신장 이식 경우에는 최저 4종류의 HLA의 형에 의해 적합성이 판정된다. 적합성이 높은 신장 이식일수록 예후의 성적이 좋음은 두말할 것도 없다.

어린이는 부모로부터 각각 HLA를 받는다. 그러므로 어린이의 HLA가 적어도 반은 부모와 동일하다. 또 형제간에는 좀더 높은 조직 접합성을 얻을 수 있다.

암이나 감염증이 있는 경우에는 신장 제공자가 될 수 없다.

□신장 이식을 받기 위한 조건

신장 이식에는 여러 가지 어려운 문제가 있으므로 이식을 받는 측에도 몇 가지 조건이 필요하다

우선 조직 적합성이 높은 신장 제공이 있어야 하며 그 외 현재 암, 감염증, 뇌혈관 장애, 심근경색, 소화관 궤양 등 합병증의 위험이 없어야 한다. 또 어린이의 경우는 별도로 하고 성인은 투석 요법을 1년 이상 경험한 환자 쪽이 바람직하다. 어린이는 일찍 이식이 성공하면 그만큼 건전하게 성장 발육할 수 있으므로 투석요법보다 이식이 선행한다.

최근에는 수술 후 거부반응을 억제하는 면역 억제요법이 한층 진보되어 신장 이식의 성공률도 향상되었음을 덧붙여 둔다.

신장병(腎臟病)의 주요 검사와 내용

1 요(尿) 검사

 신장의 첫번째 일은 말할 것도 없이 요를 만드는 것이므로 요를 검사하는 것에 의해 신장의 작용을 알 수 있다. 검뇨는 이른 아침 공복시의 요, 수진시의 요, 24시간의 축뇨에 대해 실시한다.

□요량(尿量)과 비중(比重)
 1일 요량이 3000ml 이상이 되는 경우를 다뇨(多尿)라 한다. 다뇨는 당뇨병 때에도 일어나지만 신장병으로 다뇨가 되는 것은 신장의 요 농축력이 저하되어 있음을 의미하며 만성적으로 신장 기능이 저하되어 가는 신부전을 비롯하여 급성신부전 회복기 만성신우신염 때에도 볼 수 있다. 요를 농축하여 배설시키는 힘이 쇠약해져 있으므로 요의 색은 엷어지고 비중도 낮다. 수분을 취하지 않고 하룻밤 지난 뒤 요의 비중이 1.022 이상인 것이 정상인데 요 농축력이 저하되어 있을 때일수록 요의 비중은 낮아져 혈액의 비중(1.01)과 거의 같아진다.
 한편 하루의 요량이 500ml 이하로 떨어지는 것이 핍뇨, 200ml 이하를 무뇨(無尿)라 하며 요 배설이 전혀 되지 않는 상태를 완전무뇨라한다. 핍뇨, 무뇨는 급성신부전 발병기나 만성신부전 말기에 볼 수 있다.

□ 단백뇨(蛋白尿)

단백뇨는 신염이나 네프로제 증후군의 중요한 증상이다. 네프로제 증후군 때는 1일 요단백 배설이 3.5g 이상이나 된다. 신염에서도 단백뇨가 나오지만 만성신염이 진행되어 신장 기능이 저하되어 가면 요단백의 정도는 오히려 경감된다.

이것은 혈액을 여과하는 사구체의 기저막이 파괴되어 여과 면적이 감소돼 혈액에서 스며나오는 단백질의 양도 줄기 때문이다.

건강한 사람이라도 격렬한 운동을 할 때 일과성 단백뇨가 나올 수 있다. 또 이른 아침의 요에는 단백뇨가 검출되지 않고 일어나 몸을 움직인 뒤 수진시의 요에 단백이 보이는 것은 양성(기립성 단백질)의 경우가 많다.

□ 잠혈(潛血) 반응

검사지로 혈뇨의 유무를 조사하는 방법이다. 적혈구의 헤모글로빈에 민감하게 반응하므로 육안으로는 알 수 없는 혈뇨를 찾아낸다. 신염이나 네포제 증후군, 신경화증, 당뇨병성 신염, 신우신염 등의 혈뇨는 육안으로 볼 수 있을 정도로 심하지 않지만 잠혈반응을 보면 양성이 된다. 양성의 경우는 현미경으로 검사할 필요가 있다.

□ 요침사(尿沈渣)

요를 원심침전시켜 침전물을 현미경으로 조사한다. 적혈구, 백혈구,

단백질 등이 원주상으로 굳은 것, 염류의 결정, 벗겨진 세포, 세균 등 여러 가지가 있고 신염인지 신염이 아닌지는 침전물을 보면 어느 정도 알 수 있다. 신염일 때는 적혈구 외에 적혈구와 단백질이 함께 굳은 적혈구 원주를 볼 수 있다.

□중간뇨 배양(中間尿培養)

요중의 세균을 검출하는 방법으로 세균 감염의 의심이 있을 때 실시한다. 중간뇨라는 것은 배뇨 중에 채취하는 요로 미리 요도의 출구를 청결히 한 뒤 배뇨하고 도중에 요를 멸균 용기에 담아 그것을 배양하여 세균의 종류나 양을 조사한다.

② 혈액 검사(血液檢査)

□빈혈 검사(貧血檢査)

신장병이 진행되어 신부전이 되면 예외없이 빈혈이 된다. 혈액 중의 적혈구와 헤모글로빈은 모두 적어져 정상치의 반 정도까지 떨어져 버린다. 건강한 성인의 정상치는 별표에 표시한 바와 같다.

혈액 성분

	말초혈 성분의 정상치
적혈구	450만~550만 개 / mm^3
헤모글로빈	12~16g / dl
헤마토크릿	40~50%
백혈구	4,000~8,000개 / mm^3
혈소판	13만~40만 개 / mm^3

□ 혈액의 화학 검사(化學檢査)

혈액 중의 단백질을 비롯하여 요소, 크레아티닌, 요산, 콜레스테롤, 중성지방, 나트륨, 칼륨 등 여러 가지 성분을 측정한다.

신장병에서는 이런 혈액의 화학 검사는 정기적으로 할 필요가 있다. 정상치는 별표로 정리했으나 주요 항목의 의미를 간단히 이야기해 보겠다.

① 총단백(總蛋白)

네프로제 증후군에서 1일 3.5g 이상의 요단백이 배설되게 되면 혈액 중의 총단백도 6g / dl 이하로 떨어져 저단백혈증이 된다.

② 요소 질소(尿素窒素)

혈액 중에 포함되어 있는 질소화합물은 단백질이 가장 많고 이것을 제외하고 가장 많은 것이 요소(尿素)이다. 그 외에 소량의 크레아티닌, 요산, 아미노산, 암모니아 등도 있다.

혈액 중의 요소에 함유되어 있는 질소를 혈액 요소질소(BUN)라 하며 신장 기능을 측정하는 중요한 기준이 된다. 혈액 요소질소의 농도는 단백질 섭취량에 따라 차이가 있으며 단백질을 많이 섭취하는 유럽인은 우리보다 다소 높다.

신장 기능이 정상의 2분의 1이 되면 혈액 중의 요소질소는 증가하기 시작하며 정상의 3분의 1 이하가 되면·갑자기 증가한다.

③ 크레아티닌 크리어런스

사구체에서 여과되는 혈액의 양을 사구체 여과량이라 한다. 신장병은 진행됨에 따라 사구체 여과량이 떨어지는데 이것을 측정하는 것에 의해 신장 기능의 정도를 판단할 수 있다.

크레아티닌 크리어런스는 이 사구체 여과량을 측정하는 것이다. 크레

혈액(청) 화학 검사

검사 항목	정상치
총단백	6.5~8.5mg / dl
알부민	3.5~4.5mg / dl
요소질소	10~20mg / dl
크레아티닌	0.5~1.5mg / dl
요산	2~5mg / dl
콜레스테롤	150~220mg / dl
중성지방	70~110mg / dl

크레아티닌은 몸의 크기나 근육질의 정도에 따라 다르다. 일반적으로 여성은 0.75 mg / dl 전후. 남성은 1.0mg / dl 전후이다. 신부전일 때는 각각 2배(여 1.5mg / dl, 남 2.0mg / dl) 이상이 된다.

혈액 전해질	정상치
나트륨(Na)	135~145mEq / l
칼륨(K)	3.5~5.0mEq / l
크롬(Cl)	95~100mEq / l
중탄산(HCO_3)	22~27mEq / l
칼슘(Ca)	9.0~11.0mg / dl
인(P)	2.5~4.5mg / dl

$$\text{크레아티닌} \cdot \text{클리어런스(ml / 분)} = \frac{\text{요중 크레아티닌 농도(mg / dl)} \times \text{요량(ml / 분)}}{\text{혈청 크레아티닌 농도(mg / dl)}}$$

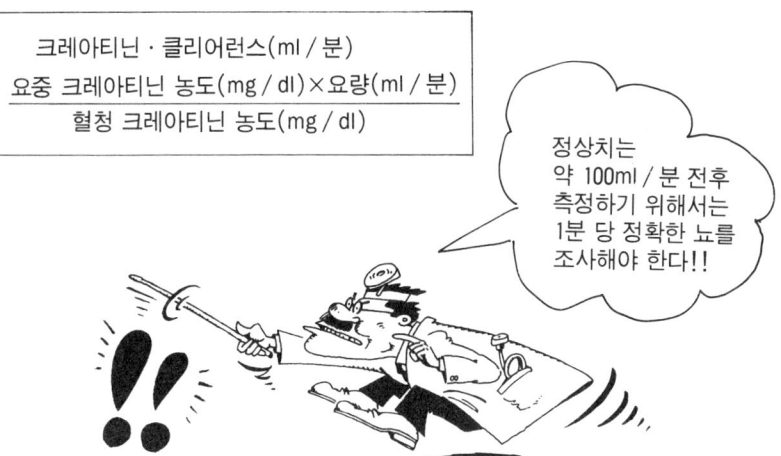

정상치는 약 100ml / 분 전후 측정하기 위해서는 1분 당 정확한 뇨를 조사해야 한다!!

아티닌이라는 것은 근육 속의 단백질이 변화된 질소화합물인데 혈액 속을 끊임없이 일정한 농도로 순환하며 사구체에서 여과된 뒤 요세관에서 재흡수되거나 새로이 분배되는 일이 없다. 자세한 계산법은 생략하겠지만 이 성질을 이용하여 크레아티닌의 요 중 농도와 혈중 농도 1분간 요량에서 사구체 여과량을 재는 것이 크레아티닌 크리어런스이다.

크레아티닌 크리어런스는 40세를 지나면 건강한 사람이라도 조금씩 저하된다. 또 남성보다도 여성 쪽이 다소 낮은 것이 보통이다.

④ 혈액 전해질(血液電解質)

혈액 중의 나트륨, 칼륨은 양이온 또는 음이온 상태로 되어 있어 이들을 전해질(電解質)이라 한다. 신부전이 되면 혈액 중의 전해질 밸런스가 깨져 고인산혈증, 저칼륨혈증, 고칼륨혈증, 저나트륨혈증 등을 볼 수 있다. 그중에서도 무서운 것은 고칼륨혈증으로 혈액 중의 칼륨 농도가 극단적으로 상승하면 심장마비 발작을 일으키기도 한다. 이것을 방지하기 위해 고카륨혈증이 되면 칼륨이 많은 야채나 과일 섭취도 제한한다.

3 신생검(腎生檢) 그 외

□ 신생검(biopsy)

신장에 가는 바늘을 찔러 조직 한 쪽을 떼어내 현미경으로 검사하는 방법을 신생검(腎生檢)이라 한다. 조직을 직접 보는 것으로 신장에 병이 있는지 없는지를, 또 있다면 어떤 성질의 것인지 어느 정도 진행되어 있는지를 알 수 있다.

이 신생검은 특히 신염이나 네프로제 증후군의 최종적인 진단법으로 중요하며 치료 방침을 결정짓는 데 도움이 된다.

□ 초음파 검사(超音波檢査)

몸 표면에서 초음파를 대 신장의 모양, 크기, 위치를 측정한다. 신장에 좌우 차이가 있을 때나 신종양, 위축신장 진단에 도움이 된다.

□ 방사선 검사(放射線檢査)

방사선을 이용한 검사법으로서는 신우 촬영(腎盂撮影), 신혈관 촬영(腎血管撮影), 레노그램, 신티그램 등이 있다. 신우 촬영은 정맥으로 진영제를 넣어 일정 시간 후에 신우, 요관, 방광, 조영을 찍는다.

신혈관 촬영은 신장 혈관에 이상이 의심스러울 때 실시하는 것으로 신장에 가까운 동맥이나 정맥까지 가는 관을 넣어 조영제(造影劑)를 주입한다.

레노그램, 신티그램은 방사성 동위 원소인 요오드나 수은을 이용하여 신장의 작용이나 모양을 관찰하는 것이다.

신장 생검은 중요한 진단법

신장 조직은 거의 연화하지 않는다!!

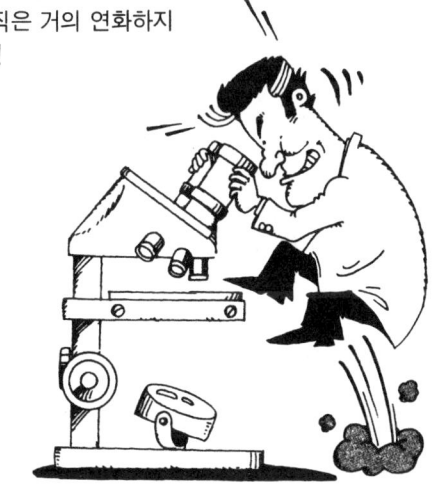

신장은 일꾼

신장은 누에콩 같은 모양을 한 작은 장기이다.
매일 체내에 배출되는 요를 만드는 외에 체액이나 혈압 조절이라는 몸의 컨트롤센터 같은 일을 한다.

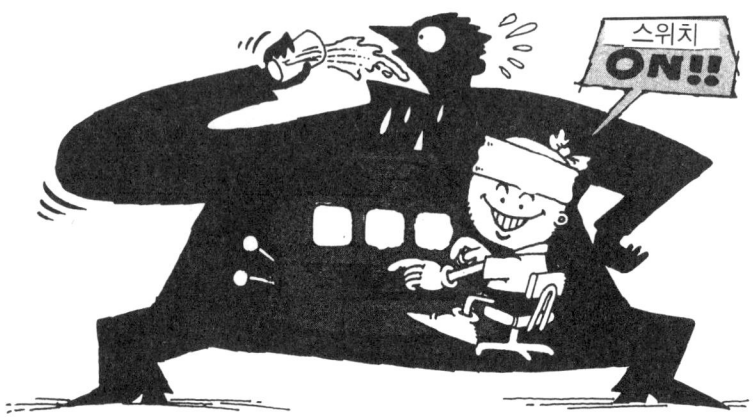

□**노폐물 처리**
신장의 주된 일은 요를 만드는 것. 체내로 흘러들어 오는 혈액에서 유해물질을 제거하여 혈액을 깨끗히 한다.

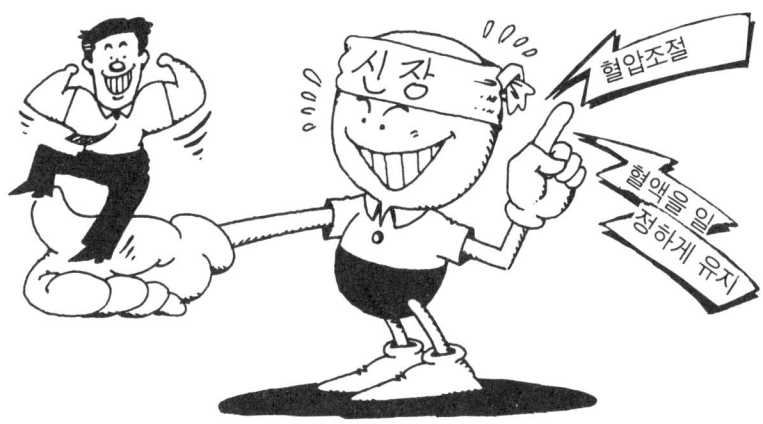

□**체액이나 혈압의 조절**
신장의 일은 요를 만드는 것 뿐만이 아니라 체액을 일정하게 유지하고 혈압 조절을 위해 레닌을 분비한다.

제4장

생활관리(生活管理) 방법

신장병(腎臟病)과 함께 생활한다

① 과보호는 금물

　신장병은 조기 발견이 가장 바람직하지만 비록 발견이 늦어져도 곧 생명이 위급해지는 경우는 그렇게 많지 않다. 이전에는 절망적으로 여겨지던 신부전 상태에서 병이 발견되어도 이제는 투석요법 그 외의 방법으로 생명을 연장시킬 수 있게 되었다.
　그러나 그를 위해서는 환자의 적절한 생활관리와 식사요법이 필요하다. 앞에서 이야기했듯이 투석요법이 있다 해도 결코 완벽한 것이 아니며 식사를 포함한 생활 방식이 증상에 큰 영향을 미친다. 여기에서는 생활관리의 포인트에 대해 이야기해 보겠다.

□안정(安靜)의 의미
　인간의 몸은 필요한 곳에 필요한 만큼의 혈액이 보내지도록 미묘하게 조절되고 있다. 운동을 하면 손발이 따뜻해지는데 이것은 사지의 관절에 많은 혈액이 보내지기 때문이다. 당연히 몸의 심부에 있는 내장 특히 신장으로의 혈액 배분은 단절된다.

신장병은 안정이 중요

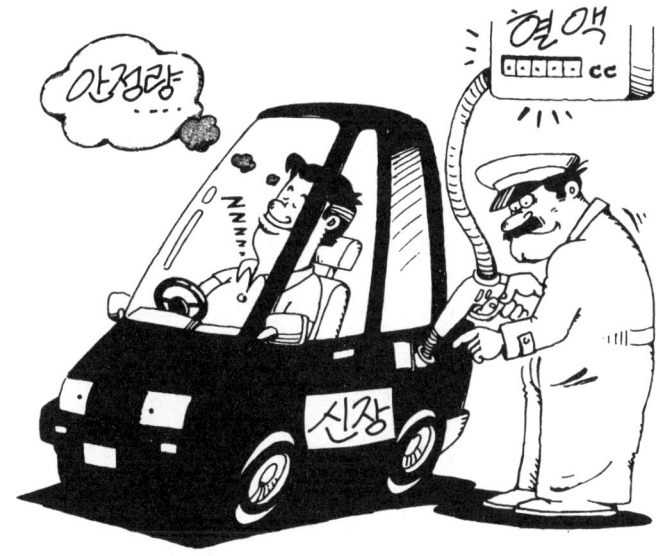

신장은 혈액을 재료로 일한다. 안정은 신장 혈액량을 많게 하여 신장 활동을 돕는다.

어느 정도 주느냐 하면 예를 들어 앉아 있는 사람이 선 자세가 되는 것만으로 신혈류량은 10% 정도 줄고 또 걷기 시작할 때 15% 정도 준다고 한다. 신장 혈류량이 가장 많은 것은 안정을 취하고 누워 있을 때이다.

신장에 여러 가지 장애가 있을 때 그 장애를 극복하고 회복하기 위해서는 충분한 혈액이 보급되어야 한다. 말할 것도 없이 신장 그 자체가 살아 가는데 필요한 영양분이나 산소는 혈액에 의해 운반되며 요를 만드는 신장의 임무는 혈액이 재료로 행해지기 때문이다.

신장병일 때 안정이 중요하다고 하는 것은 이런 이유 때문이다. 신장 혈류량은 가능한 많게 하고 사구체 여과량을 증가시켜 신장이 일하기 쉬운 환경을 만드는 것이다. 어느 정도 안정이 필요한가는 신장병 종류나 증상에 따라 다르므로 의사의 지시를 잘 지키도록 한다.

□ 사회 생활을 할 때

신장을 지키기 위해서는 안정이 가장 좋다고는 하지만 너무 과보호하는 것은 오히려 좋지 않다. 심한 고통도 없는데 누워만 있으면 정신적인 고통이 생기고 식욕도 떨어져 병 회복이 방해된다.

그러므로 신장병이라도 가벼운 단백뇨나 혈뇨가 있는 정도이고 신장 기능의 저하가 없는 경우나 저하가 있어도 가벼울 경우에는 통원하면서 사회 복귀하여 경과 관찰을 계속하는 편이 좋을 것이다.

그러나 육체적, 정신적으로 너무 스트레스가 심한 일은 신장병이 있는 사람에게 적합치 않다. 야근이나 출장이 많은 일, 바깥으로 나도는 일, 정신적 스트레스가 심한 일, 추운 장소나 습한 장소에서의 작업 등은 가능한 피해야 한다.

장시간 만원 전철에 시달리는 통근도 부담이 된다. 되도록 시간을 선택하여 근무할 수 있는 직장을 선택하는 배려가 필요할 것이다.

또 신장의 생활 리듬에 맞춰 일은 오전에서 낮 동안 끝내고 밤에는 충분한 휴양과 수면을 취하는 것이 중요하다. 점심 시간에 수면을 취하는 것도 좋다. 비록 자지는 않더라도 몸을 조용히 뉘우기만 해도 좋다.

□ 학교 생활

신염이나 네프로제 증후군은 정신적으로도 미숙한 어린이나 젊은이에게 많다. 병의 중함을 모르고 생활관리를 충분히 할 수 없는 청소년 환자에게는 가족의 힘으로 지키고 격려하여 본인의 자각을 촉구하는 배려가

보온에 주의하자

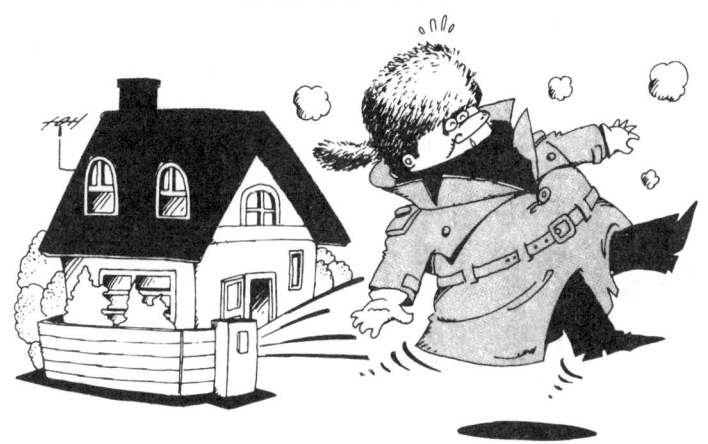

밖에 나갈 때는 따뜻히 하자.

필요하다.

 또 평소부터 규칙적이고 무리없는 생활 리듬을 만드는 것이 무엇보다 좋다. 체육이나 클럽활동도 격렬한 운동이나 추운 계절 옥외에서의 운동은 피한다. 수학 여행이나 캠프 활동은 사전에 의사와 상의하고 교사에게 연락을 취하여 증상에 따른 무리없는 학교생활을 할 수 있게 한다.

2 일상 생활에서의 주의

□신장(腎臟)은 찬 것을 싫어한다

 신장병인 사람은 한기에 닿지 않도록 평소 보온에 충분한 주의를 기울인다. 추위에 의해 소장 혈류량이 감소하기 때문이다.

실온은 적어도 18~20℃는 유지하도록 하자. 최근에는 난방 장치가 발달하여 실내 보온은 별 문제가 없지만 목욕탕이나 복도, 화장실도 가능한 따뜻히 하는 것이 중요하다.

옥외에 나갈 때는 오버나 머플러로 충분히 보온한다. 눈이나 비에 젖을 것 같으면 사전에 주의하는 동시에 날씨가 너무 나쁜 날에는 가능한 외출을 피하는 배려도 필요하다.

□몸을 청결히

신장병 환자에게 있어서 감염증은 적이다. 감기를 비롯하여 여러 가지 감염증을 계기로 증상이 갑자기 악화되는 경우가 많기 때문이다.

감염증 예방에는 식사를 잘하여 좋은 영양 상태를 유지하는 것과

언제나 청결을 유지한다

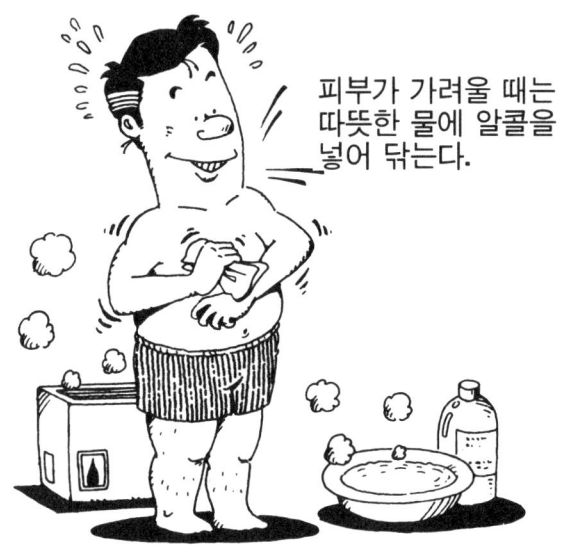

피부가 가려울 때는 따뜻한 물에 알콜을 넣어 닦는다.

함께 몸을 항상 청결히 유지한다.

 탕은 40도 전후나 너무 뜨겁지 않은 물에 20분 정도 들어가는 것이 좋을 것이다. 여름에는 샤워도 좋지만 보온에는 충분히 주의하기 바란다. 목욕 후에는 몸이 따뜻할 때 잠자리에 들도록 한다.

 목욕을 할 수 없는 환자는 실내를 따뜻이 하고 더운 물에 짠 타올로 구석구석 몸을 닦는다. 신부전이 되면 피부 가려움을 호소하는 경우가 자주 있는데 그럴 경우에는 알콜을 조금 떨어뜨린 열탕에서 타올을 짜 몸을 닦으면 기분이 좋아진다.

□삶의 보람을 찾는다

 어떤 투석 환자가 식이요법에나 생활관리에도 매우 열심이고 치료 성적도 좋아 그 이유를 물었더니 '나에게는 돌봐주어야 할 뇌성마비 딸이 있어서 죽을 수가 없다'라고 대답했다.

 병이 오래되면 기분도 가라앉고 장래에 대한 희망도 잃는 경향이 있는데 뭐니뭐니 해도 가장 중요한 것은 적극적으로 삶의 보람을 갖는 일이다. 역사적으로 말하자면 건강한 사람에게도 삶의 보람은 필요하지만 환자는 더욱 그렇다. 독서, 음악, 그림, 가벼운 여행이나 운동 등 자신에게 맞는 즐거움을 찾음으로써 기분 전환을 기하도록 하라.

 또 운동의 경우에는 격렬한 운동이나 남과 겨루는 스포츠, 추운 곳에서 하는 스포츠, 트레이닝 등은 피해야 한다.

□술, 담배

 알콜류는 중증인 고혈압, 협심증, 심부전, 혈관장애, 간장애 때는 물론 금주이다. 그러나 사회 생활에 복귀하여 증상이 안정되면 소량의 식전주를 마셔 식욕을 촉진시키는 정도는 괜찮다. 그러나 과음은 금물이다.

담배는 앞에서도 이야기했듯이 몸에 이로울 것이 하나도 없다. 딱 끊기를 권한다.

□ 임신은 의사와 잘 상의하여

임신, 출산은 여성의 몸에 큰 변화를 일으킨다. 단순히 배가 커지는 것이 아니다. 임신 중반이 되면 신장 기능(신장 혈류량, 사구체 여과량)은 보통 때의 50%나 증가된다. 태아를 지키기 위해 신장도 열심히 힘을 낼 필요가 있는 것이다.

신장병이 있는 사람이 반드시 아기를 낳지 못하는 것은 아니다. 그러나 임신이 동반되는 몸의 변화를 이길 수 있을지 어떤지가 큰 문제이다. 예를 들면 임신 중독증이라는 문제가 있다. 이것은 임신 후반 무렵, 고혈압, 부종, 단백뇨 등 신염과 비슷한 증상이 나타나는 병인데 중증일 때는 모체를 지키기 위해 중절을 필요로 하기도 한다.

건강한 사람이라도 약 10%는 임신 중독증이 발생한다. 한편 현재 신장병을 앓았던 사람을 조사해 보면 임신 중독증 발병률은 역시 10% 정도인데 만약 걸리게 되면 중증이 되기 쉽고 단백뇨 등의 후유증도 남기 쉽다.

이런 문제 때문에 신장병이 있는 사람, 또는 이전에 앓았던 사람은 미리 임신의 적합성 여부를 의사와 상의할 필요가 있다. 일반적으로 신장 기능이 정상의 3분의 1 이상이고 고혈압이 없으면 임신, 출산이 가능하다고 여겨진다.

또 임신한 경우에는 반드시 정기적인 검진을 받아 체중 증가, 혈압, 요의 이상을 체크한다. 임신 중독증 예방에는 염분 자제가 중요하다.

제5장

신장병(腎臟病)의 식이요법(食餌療法)

신장병의 '의사'는 '식사'이다

1 식이요법(食餌療法)의 기본

최근 신장병의 식이요법은 이론적으로나 기술적으로나 눈부신 진보를 이루었다. 각 분야에서 여러 가지 연구가 진행되었고 일상적으로 투석요법에 결코 지지 않는 치료 효과가 있다는 것이 입증되었다. 식이요법의 의학적 지위가 확립되었다고 해도 좋은 것이다.

□ 왜 식이요법이 중요한가

안타깝게도 PR이 부족한 탓인지 대부분의 환자는 의사로부터 투약, 주사를 맞으면 안심하고 식이요법의 중요성에는 그다지 관심을 보이지 않는다. 이것은 환자 자신에게 있어서 큰 마이너스이다.

식이요법은 말하자면 비행중에 엔진 트러블을 일으켜 위험해진 비행기가 불필요한 것을 버려 기체를 가볍게 해 가능한 항속거리를 늘리려 하는 것과 같다.

우리의 몸은 피나 살이나 지방이나 뼈나 모두 음식에 의해 만들어지고 있다. 건강한 사람이라면 다소 폭음, 폭식을 해도 신장이 그 뒤처리를 해주지만 신장에 트러블이 일어나면 그렇게 되지가 않는다. 그래도 항속거리를 연장시키기 위해서는 그때 체내 환경에 가장 맞는 필요한 것만을 받아들여 신장 부담을 최소화시킬 필요가 있는 것이다.

실제도 만성신염이나 신부전 환자의 경우 식이요법을 일찍 시작하고 열심히 실행하는 사람일수록 증상이 안정되고 병의 진행이 정지된다.

그 뿐만 아니라 식이요법은 약물요법의 효과를 높이기도 하고 그 부작용을 경감시키는 데도 도움이 된다. 또 하나 경제 효과도 간과할 수 없다. 투석요법에 비해 식이요법이 얼마나 싼 것인지는 누구나 알 것이다.

신장병이라는 특효약 없는 병은 매일 먹는 식사가 약이라 해도 과언이 아니다. '의사'는 '식사'라는 것을 인식하고 열심히 노력하기 바란다.

□ 의사, 영양사와 힘을 합쳐서

신장병의 식이요법이라고 하면 어렵고 엄격한 것이라고 필요 이상으로 심각하게 생각하는 환자가 적지 않다. 나는 계산에 약해서, 처음부터 포기라고 말하는 사람도 있다. 그러나 그렇게 심각한 것은 아니다.

식이요법의 중요성이 인식됨에 따라 최근에는 병원의 영양지도 시스템도 충실해졌다. 병원에 따라 아직 차이는 있으나 투석요법이 가능할 정도의 병원에는 대부분 영양 상담실이 있고 영양사가 충분한 시간을 잡아 지도해 준다. 환자 본인만이 아니고 실제로 요리를 하는 사람도 불러 식단 짜는 법, 신장병 식품 교환표 사용법 등을 자세히 가르쳐 줄 것이므로 의욕만 있으면 누구나 식이요법은 익힐 수 있을 것이다.

그럼 좀 구체적으로 식이요법이 어떤 식으로 실시되는지 이야기해 보겠다.

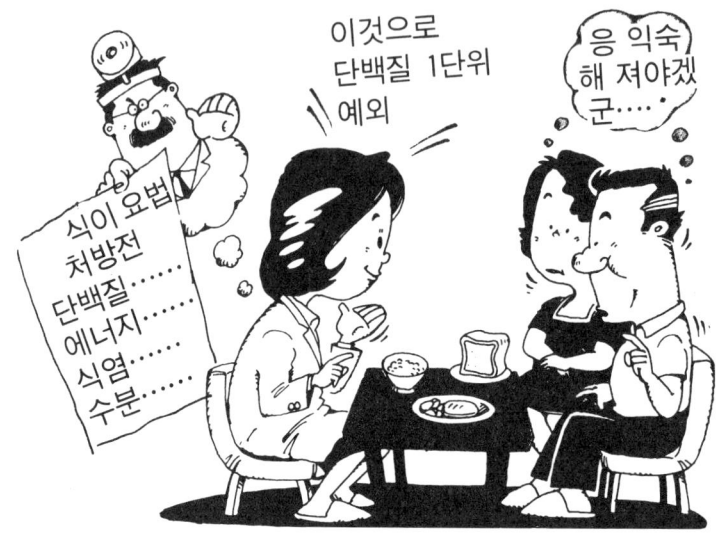

본인 만이 아니라 주위의 협력이 필요하다.

    식이요법은 치료의 일환으로 행해지므로 그 처방을 정하는 것은 의사의 일이다. 신장병이라도 특별한 치료식이 필요없는 경우도 있고 치료식이 필요한 사람이라도 그 내용은 증상에 따라 다르다. 의사는 여러 가지 검사 결과를 보면서 개개의 환자에게 가장 적합한 식사 처방을 하는 것이다. 일례를 보면 '에너지 1800Kcal, 단백질 30g, 식염 5g, 수분 제한 없음'이라는 지시가 내려지는 것이다. 이런 식사 처방전이 정해지면 그 지시에 따라 구체적인 치료식을 결정하는 것은 영양사의 일이다. 환자가 입원중이면 식사 처방전에 근거를 두고 영양사가 식단을 짜 요리부에 보내고 환자가 외래이면 식사 처방전에 근거를 두고 구체적인 영양 지도를 한다. 영양 지도가 충실히 실시되고 있는 병원에서는 단순히 지도만 하지 않고 그 뒤 잘 실행되고 있는지 어떤지를 확인하고 그때 그때 필요한 조언을 해 줄 것이다.
 사회 복귀하여 외래로 병원에 다니고 있는 환자의 경우 식이요법을 실행하는 것은 환자의 일이다. 본인의 의지와 실행력, 그리고 가족의 따뜻한 협조가 중요하다.
 즉, 의사와 영양사와 환자 본인과 그 가족이 하나가 되어 협조를 할 때 비로소 식이요법이 잘 이루어지는 것이다.
 식사도 처음이 중요하다. 처음에 바른 지식을 익혀 인생의 항속거리를 연장시키기 위해 미래 지향적으로 임하기 바란다.

2 식이요법의 4대 포인트

 밥에 된장국, 김치만 있으면 다른 것은 필요없다는 사람이 있다. 그런가 하면 고기를 좋아하고 야채에는 손도 대지 않는 사람도 있다. 모두 곤란하다.
 건강한 사람이라도 균형 잡힌 식생활을 하는 것은 건강의 기본인데 신장병이 있는 사람은 더욱 더 영양 밸런스를 생각하여 몸에 필요한 것을 과부족없이 보급해야 한다. 그것이 병이 난 신장에 대한 최대의 위로인 것이다.
 그럼 어떻게 하면 균형 잡힌 신장병 치료식이 되는가. 그것을 이야기하기 전에 신장병 치료식의 네 개의 기둥, 즉 단백질, 에너지, 식염, 수분에 대한 이해가 필요하다.

☐ **단백질**
 단백질이라는 것도 우리의 몸에서 피가 되고 살이 되는 가장 중요한 영양소이다. 근육이나 혈액만이 아니고 여러 가지 장기나 조직을 만드는 세포, 소화액, 효소, 호르몬 등은 모두 단백질이 주요 재료가 되고 있다.

단백질을 충분히 섭취하지 않으면 어린이는 성장할 수 없다. 발육이 멈춘 성인도 매일 신진대사가 이루어지고 있으므로 단백질의 섭취는 필요하다.

1985년 세계 영양회의에서 단백질 섭취 안전량은 성인 1인 1인당 0.75g×체중(kg)으로 결정되었다. 개인차나 이용률을 고려해도 체중 1kg당 0.75g의 단백질을 섭취하면 충분히 건강이 유지된다는 것이다. 체중 70kg인 남성이라면 1일 52.5g이, 체중 50kg의 여성이라면 37.5g 이상의 단백질을 섭취하면 된다.

그럼 신장병이 있는 경우는 어떤가. 우선 신염으로 신장 기능이 정상의 반 이하로 떨어진 경우(신부전), 여분의 단백질의 분해산물(질소화합물)이 처리되지 못해 혈액 중에 쌓여 고질소혈증이 된다. 고질소혈증이 심해지면 요독증이 되므로 단백질 제한이 필요하다.

한편 네프로제 증후군의 경우에는 단백질을 넉넉히 섭취할 필요가 있다. 이 경우 요단백질이 나오고 혈액 중의 단백질이 줄고 저단백 혈증이 되므로 단백질을 충분히 보급하는 것이 바람직한 것이다. 그러나 너무 많이 섭취해도 여분의 단백질은 모두 질소화합물이 되어 요 속으로 나가므로 1일 섭취량은 100g 정도이다.

□ 에너지

차를 움직이기 위해서는 가솔린이 필요하듯이 우리가 매일 생명 활동을 영위하기 위해서는 에너지가 필요하다. 우리의 에너지원이 되는 것은

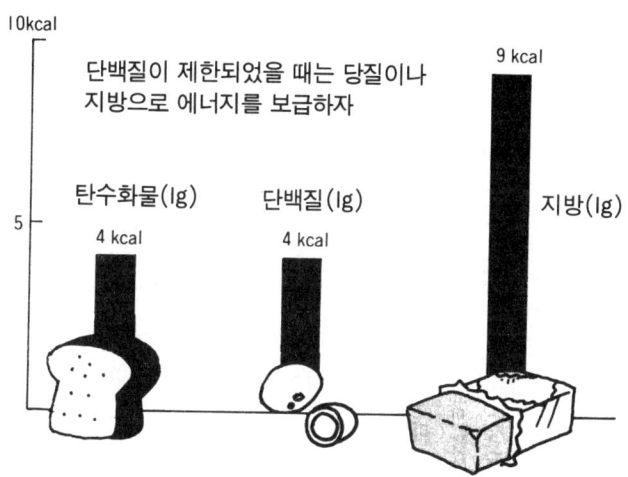

지방은 강력한 에너지원

단백질이 제한되었을 때는 당질이나 지방으로 에너지를 보급하자

당질, 지방, 단백질이라는 3가지 영양소이다. 그런데 자주 '칼로리'라는 말을 한다. 칼로리라는 것은 열에너지의 양을 나타내는 단위로 물 1 l 를 1기압에서 섭씨 1도 상승시키는 데 필요한 열량을 1Kcal라고 한다. 3대 영양소의 에너지량을 비교해 보면 1g당 당질은 4Kcal, 단백질도 마찬가지로 4Kcal, 단백질도 마찬가지로 4Kcal, 지방 9Kcal이다.

신장병의 식이요법에서는 단백질 섭취법이 가장 중요한 문제가 되는데 그와 동시에 단백질과 그 외의 에너지원, 즉 당질과 지방의 균형이 중요 포인트가 된다.

신장병의 치료식에서는 단백질을 제한해도 생활 활동에 필요한 에너지는 확보해야 한다. 그렇게 하지 않으면 중요한 단백질의 에너지원으로 쓰여 병의 회복이 방해된다. 신부전이 되면 마르는 환자가 많은데 이것은 당질이나 지방 섭취량이 부족하여 단백질이 에너지원으로 쓰이기 때문이다.

지방은 그램당 에너지량이 다른 영양소에 비해 훨씬 높고 지용성 비타민A나 D에도 풍부하고 조리의 맛을 내는 데도 좋다는 장점이 있다.

그러나 그 반면 동물성 지방을 과식하면 동맥경화의 원인이 되는 결점도 있으므로 무턱대고 기름진 음식을 먹어서는 안 된다.

그런 점에서 당질로 에너지량을 증가시키는 것은 비교적 용이하다. 우리는 서양인에 비해 당질 섭취량이 많아 에너지 섭취량의 60~70%는 당질에서 취하고 있다. 그러므로 당질을 늘려도 그다지 저항감은 없다.

다시 한 번 복습하자면 단백질이 제한되었을 때는 당질과 지방으로 충분한 에너지를 보급할 것. 이것이 중요한 포인트이다.

☐ **식염(食鹽)**

우리는 식염을 지나치게 섭취하고 있다.

식염은 화학명을 염화나트륨이라고 하며 크롬과 나트륨 2개의 물질이 화합한 것인데 문제가 되는 것은 나트륨 쪽이다. 나트륨이 부종과 고혈압의 원인이 된다는 것은 분명히 증명되어 있다.

그러므로 신장병으로 부종이나 고혈압이 있는 경우에는 나트륨이 엄격히 제한된다. 약물요법으로서 부종이나 고혈압 치료에는 이뇨강압제가 쓰이는데 지나치게 사용하면 아무래도 부작용이 생긴다. 그것을 방지하기 위해서라도 원흉인 식염 섭취를 식사로 조절하는 편이 좋다는 것은 분명하다.

또 비록 현재 부종이나 고혈압 증상이 없어도 어느 정도는 나트륨을

제5장 / 신장병의 식이요법   137

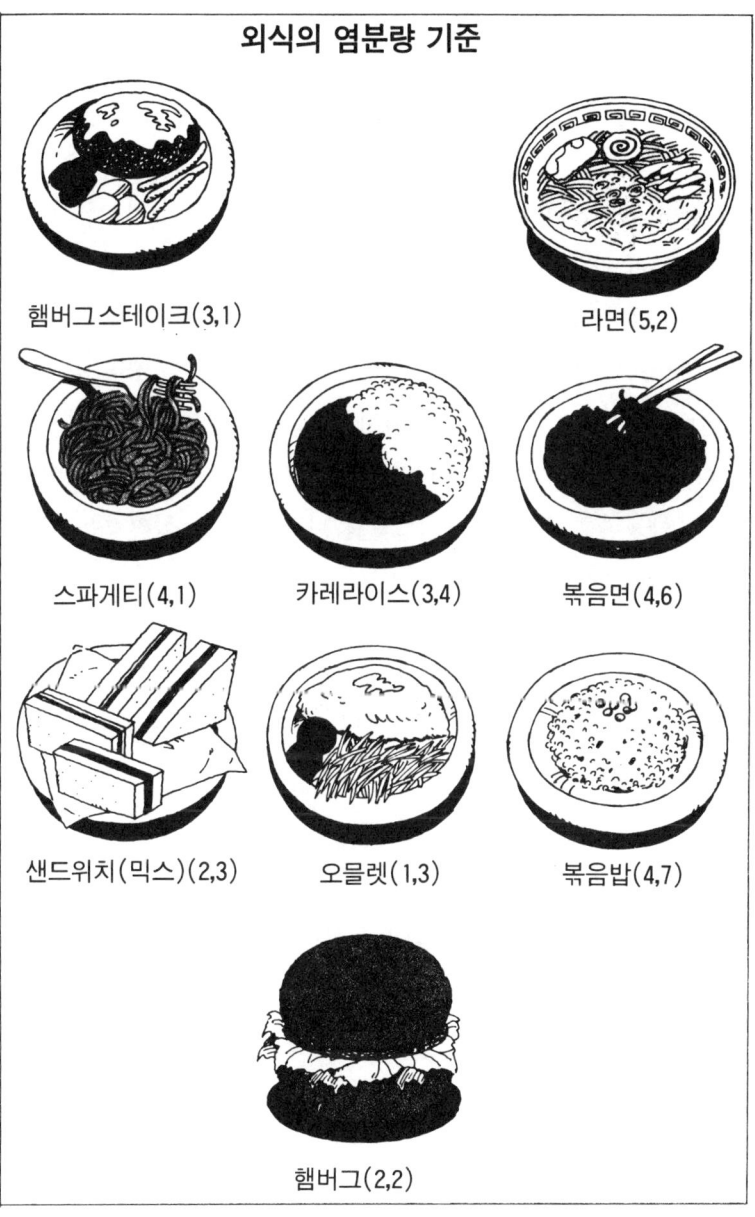

제한해야 한다. 왜냐하면 신장병이 있는 사람은 다른 어떤 환자보다도 장래에 고혈압이 될 확률이 높기 때문이다.

나트륨이라는 것은 인간의 몸에 필요한 성분이지만 다량을 필요로 하지는 않는다.

예를 들면 알래스카 에스키모도 백인 문화가 들어올 때까지는 식염을 거의 섭취하지 않았다. 그래도 그들은 건강하고 고혈압 발생률도 매우 낮았던 것이다.

이런 사실로도 알 수 있듯이 나트륨은 자연 식품에도 함유되어 있어 우리들이 매일 먹는 자연의 식품에서 취하는 식염은 대체로 1~2g이 된다. 식사 처방전에서는 부가식염 1일 4g으로 지시하였으나, 이것은 조미료를 사용하는 식염의 양으로 1일 나트륨의 전 섭취량은 여기에 1~2g 가산한 것이 된다.

나트륨은 식염 외에도 화학조미료(그루타민산 나트륨), 식품첨가물 (산화방지제, 합성보존료, 품질개선제 등), 소화제인 중탄산나트륨(중조) 등에도 함유되어 있으므로 이들도 지나치게 많이 섭취하지 않도록 평소부터 주의가 필요하다.

□ 수분(水分)

신장병으로 수분이 제한되는 것은 우선 첫째로 투석요법을 알고 있는 경우이다. 투석을 시작하면 신장이 위축된다는 것은 앞에서도 이야기했지만 그 결과 점차로 요량이 줄어 나아가서는 완전히 요가 나오지 않게 되 버린다.

요가 나오지 않아도 수분은 필요하므로 매일 어느 정도는 섭취, 투석에 의해 수분을 배출시키는 것인데 이때 수분을 지나치게 섭취하면 부종이 심해지고 고혈압이나 심부전 등도 생긴다. 이것을 방지하기 위해 아무래도 수분 제한이 필요해진다.

이 외 급성신부전으로 핍뇨, 무뇨가 될 때나 네프로제 증후군으로 부종이 심해 복수가 쌓이게 될 때는 역시 수분 제한이 행해진다.

수분은 1일 최저 1200ml는 필요하다고 한다. 식품 중에도 상당한 수분이 함유되어 있어 식사로 취하는 수분은 수프나, 국, 죽 등 수분이 많은 것은 제외하면 1일 평균 600ml 정도 된다. 나머지 600ml를 음료나 국으로 취하고 있는 것인데 실제로 어느 정도의 수분이 행해지느냐는 개개 환자의 증상에 따라 다르다.

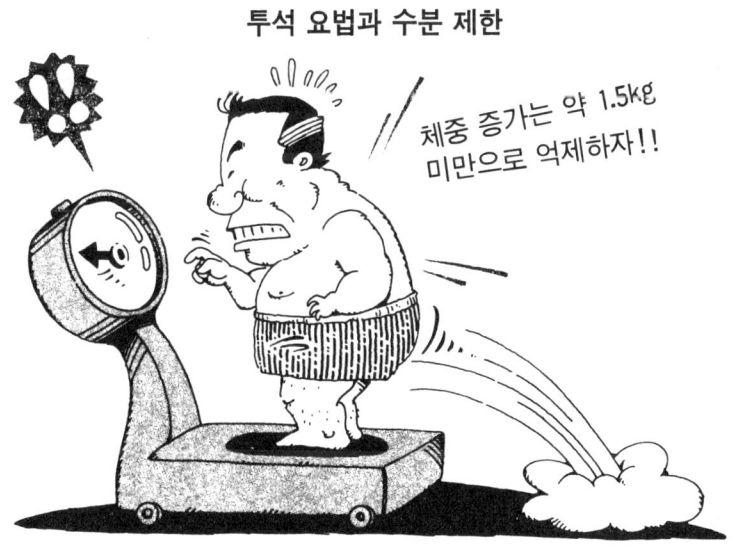

투석을 받고 있는 사람은 수분을 제한하지 않으면 부종이 오고 체중이는다.

식단(食單)은 이렇게 짠다

1 균형 잡힌 식사를

　단백질과 에너지 식염. 그리고 경우에 따라서는 수분이나 칼륨, 신장병 식이요법은 매우 여러 가지 제약이 있으므로 세 번 식사에 무엇을 어느 정도 먹으면 좋을지 잘 모르는 사람이 많을 것이라고 생각한다.
　그러므로 일반인이라도 식품 중의 단백질이나 에너지량을 간단히 알 수 있고 식단을 짜기 쉽도록 우리 식생활에 맞는 신장병의 식품교환표가 만들어져 있다.
　당뇨병 식이요법에도 식품교환표가 쓰이고 있다는 것은 많은 사람들이 알고 있을 것이다. 당뇨병의 경우에는 에너지 제한이 중심이고 일정한 에너지 범위내에서 균형 잡힌 식사를 하면 되는 것이므로 비교적 간단하다. 식품 교환표도 에너지만을 기준으로 만들어져 있다.
　한편 신장병의 식품교환표에서는 단백질과 에너지 두 가지 요소가 기준이 되고 있다. 이미 이야기 했듯이 신장병 식이요법에서는 단백질과 에너지의 균형이 매우 중요한 의미를 갖고 있기 때문이다.

□ 식품교환표(食品交換表)

이제부터 할 이야기는 다소 까다롭지만 중요한 이야기이므로 머릿속에 넣어 두었으면 한다.

신장병의 식품교환표는 우선 첫째로,

Ⅰ. 단백질을 함유한 식품군

Ⅱ. 단백질을 거의 함유하지 않은 에너지원이 되는 식품군

의 두 종류로 대별되고 있다.

그리고 Ⅰ의 단백질을 함유한 식품군은 또 다시 네 개의 그룹으로 나뉘어진다.

① 주식이 되는 곡류(표1)

② 부식이나 디저트가 되는 감자류나 과일(표2)

③ 곁들이거나 부식이 되는 야채류(표3)

④ 주식의 중심이 되는 육류, 어류, 난류(卵類), 콩, 유류(표4)

라는 식으로 영양소의 특징이나 에너지량이 비슷한 식품이 그룹으로 나뉘어져 있다. 어느 그룹이나 단백질 3g이 1단위이고 각 식품의 1단위 중량이 표시되어 있다. 1단위의 에너지량은 표1 및 표2가 평균 150Kcal, 표3이 50Kcal, 표4가 30Kcal이다. 각 표마다 1단위의 단백질(3g)과 에너지량은 거의 같으므로 틀만 정하면 그 속에서 자유로이 교환할 수 있다.

예를 들면 밥이라면 작은 공기 한 그릇과 식빵 8조각 중 1조각은 언제나 교환할 수 있으므로 식단에 다양함을 줄 수 있다. Ⅱ의 단백질을 거의 함유하지 않은 식품은 설탕, 잼 등 당질이 많은 식품(표5), 식물유지, 버터 등 지방이 많은 식품(표6)의 두 개 그룹으로 나뉘고 각각 100Kcal 당의 중량이 표시되어 있다.

신장병 식품 교환표의 예

I 단백질을 함유한 식품		
표1 주식이 되는 것 밥 · 빵 · 면	표2 부식 과일 · 견과 · 감자류	표3 부식 야채
밥 120 g 빵 40 g 떡 70 g 면 60 g 국수 25 g 삶은 마카로니 60 g	과일 380 g 열매 90 g 감자류 270 g 바나나 270 g 땅콩 10 g 포도 600 g	야채 시금치 80 g 당근 250 g 가지 270 g 토마토 430 g 청대완두 90 g 옥수수 90 g
평균 150kcal	평균 150kcal	평균 50kcal

신장병 식품 교환표의 예

Ⅱ 단백질을 함유하지 않은 식품 100Kcal당 식품 중량		
표4	표5	표6
주채가 되는 부식 달걀·고기·생선·콩	설탕, 감미료, 쨈	유지
25g 계란 15g 소고기 로스 100g 우유 15g 삼치 40g 조개 25g 지두	25g 설탕 40g 잼 250g 오렌지쥬스 25g 사탕	12g 식물유 14g 버터 10g 마요네즈 25g 드레싱, 분리형 20g 카레
평균 30kcal	평균 100kcal	평균 100kcal

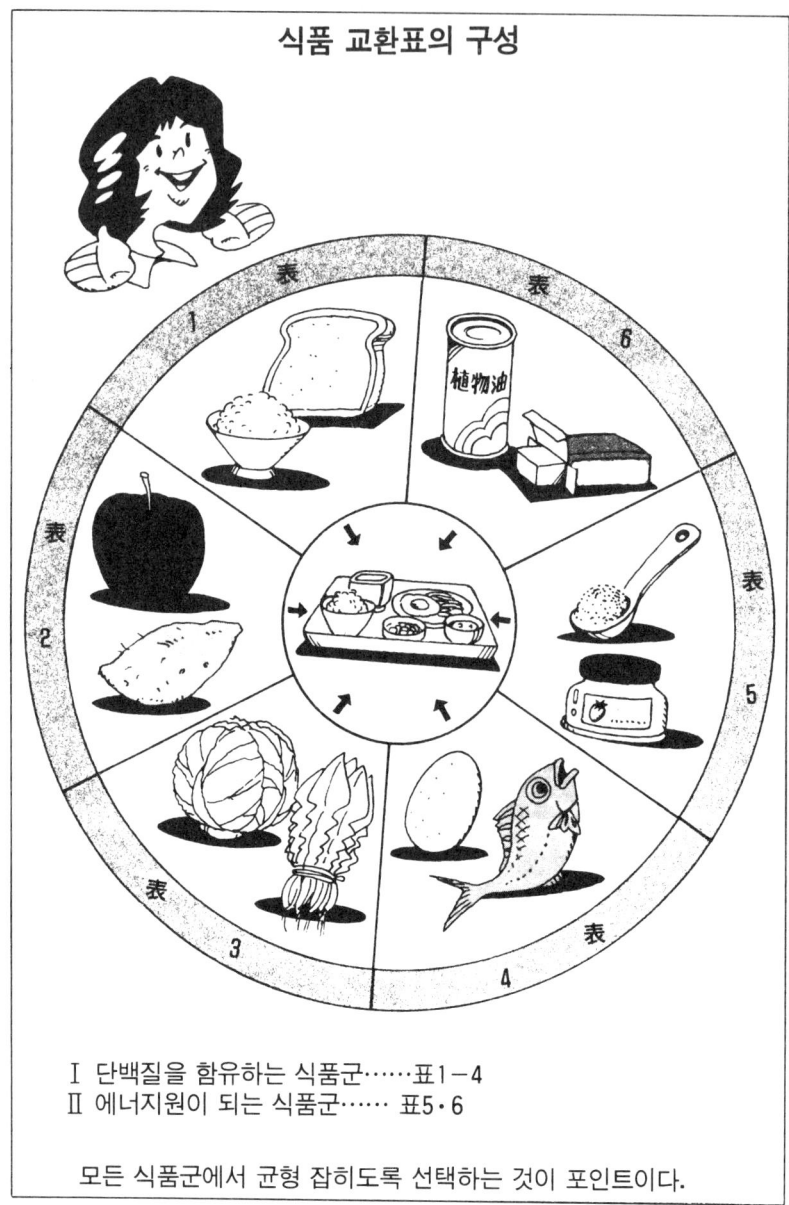

별표 — 주의해야 할 식품			
①	②	③	④
기호품 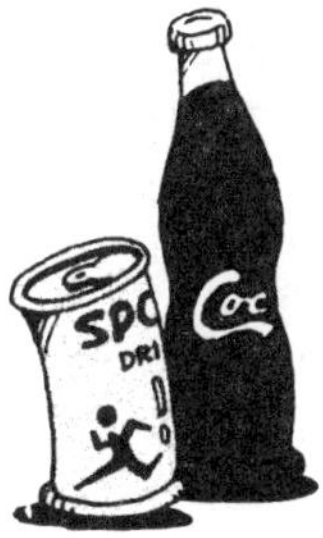	버섯, 해초, 곤약 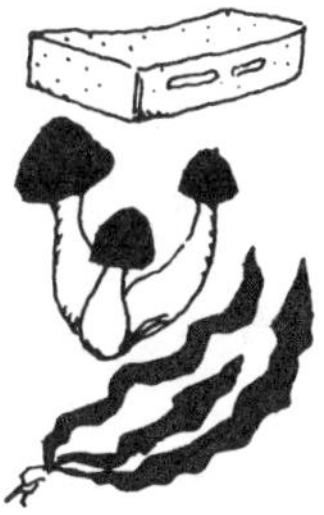	절임 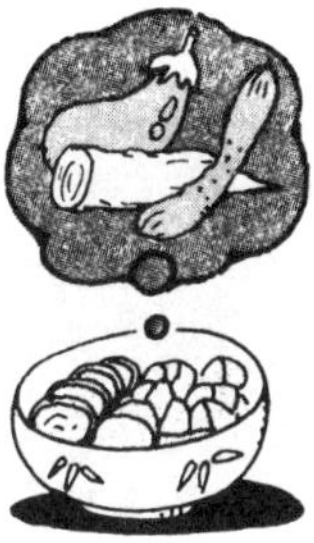	조미, 가공품, 통조림 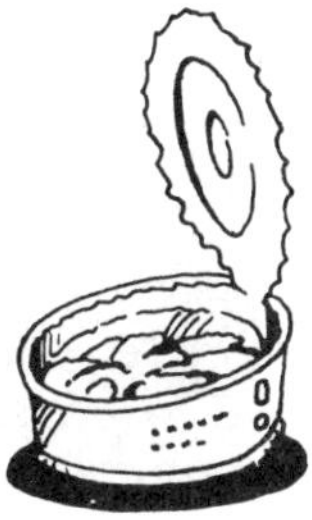

이 외 식품교환표에서는 특히 주의해야 할 식품이 있다.

① 기호음료(별표 1)

② 버섯, 해조, 곤약(별표 2)

③ 절임(별표 3)

④ 조미가공품, 통조림(별표 4)

이들은 식염이나 칼륨이 많거나 성분을 알기 어려우므로 사용시에는 주의가 필요하다.

□최초로 단백질 식품을 선택한다

이런 식품교환표를 이용하여 실제로 메뉴를 만들어 보자.

식이요법을 필요로 하는 사람에게는 의사로부터 식사 처방전으로서

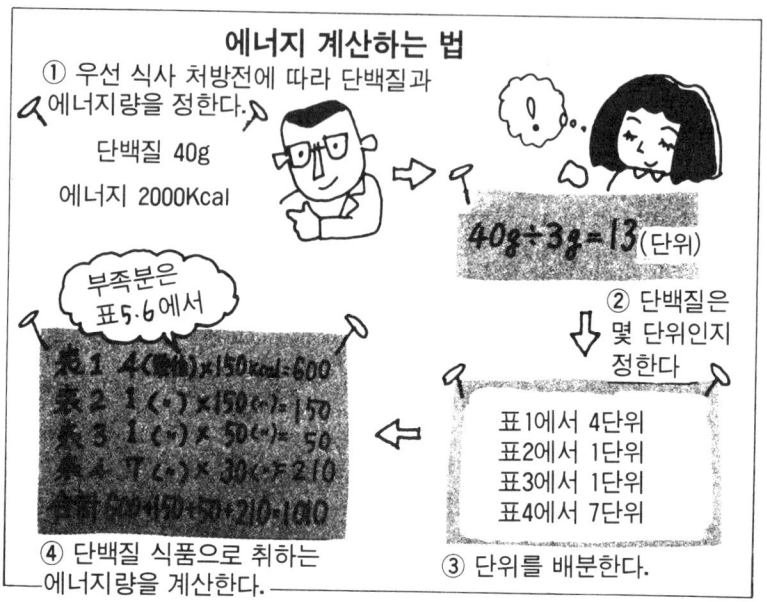

단백질과 에너지 섭취량이 지시된다는 것은 앞에서도 이야기했다. 이 처방전에 따라 우선 단백질 식품을 선택한다. 예를 들면 '단백질 40g, 에너지 2000Kcal'라고 지시했으면 단백질 식품 섭취 단위는,

40g÷3g=13(단위)

소수점 이하를 사사오입하면 13단위이므로 이 13단위를 표 1에서 4로 균형 있게 배분한다.

배분법은 영양사가 알려 줄텐데 예를 들면 표1에서 4단위, 표2에서 1단위, 표3에서 1단위, 표4에서 7단위라는 식으로 배분한다.

□ 에너지를 계산한다

다음으로 단백질을 함유하는 식품으로 어느 정도 에너지를 취할 수

있을지를 계산한다. 이것은 간단하여 각 표의 평균 에너지에 먼저 배분한 단위수를 곱해 합계를 내면 되는 것이다.

그림으로 나타냈듯이 계산하면 단백질을 함유하는 식품으로 취하는 에너지는 합계 1010Kcal라는 답이 나온다. 의사에게 지시받은 에너지 섭취량은 2000Kcal이므로 아직 990Kcal가 부족하다. 이 부족분은 단백질을 함유하지 않은 식품인 표5와 표6으로 취한다. 모두 1단위가 100Kcal이므로 10단위를 표5와 표6으로 취하게 된다. 이것으로 메뉴의 골격이 정해졌다. 나머지는 각 표에서 개개 식품을 선택하면 되는 것이다.

142페이지에 그 일부를 나타낸 식품교환표를 보고 그 범위에서 구체적으로 어느 정도의 식품을 취할 수 있을지를 조사해 본다.

표1에서 밥공기 2개분, 식빵 8조각 중 1조각.

표2에서 감자 중간 것 1개, 귤 중간 것 1개, 바나나 중간 것 1개(계 1단위).

표3에서 시금치, 숙주 등 비교적 단백질이 많은 야채를 50g, 오이, 양배추, 양파 등 단백질이 적은 야채를 100g(계 1단위).

표4에서 계란 2분의 1개, 우유 반컵, 정어리 중간 것 1마리, 소고기 간 것 30g(계 7단위).

표5에서 설탕 큰술 2개, 잼 작은 술 2개, 벌꿀 큰술 1개, 샤베트 100g(계 5단위).

표6에서 식물유 3큰술, 버터 1큰술, 드레싱 2.5큰술, 마요네즈 3큰술 (계 5단위).

이것을 아침, 점심, 저녁 세 끼로 배분하면 식단이 만들어진다.

이와 같이 신장병 식품교환표를 이용하면 자신의 기호나 가족의 식사에 맞추어 얼마든지 식단에 변화를 줄 수 있다. 어떤가, 신장병 치료식이

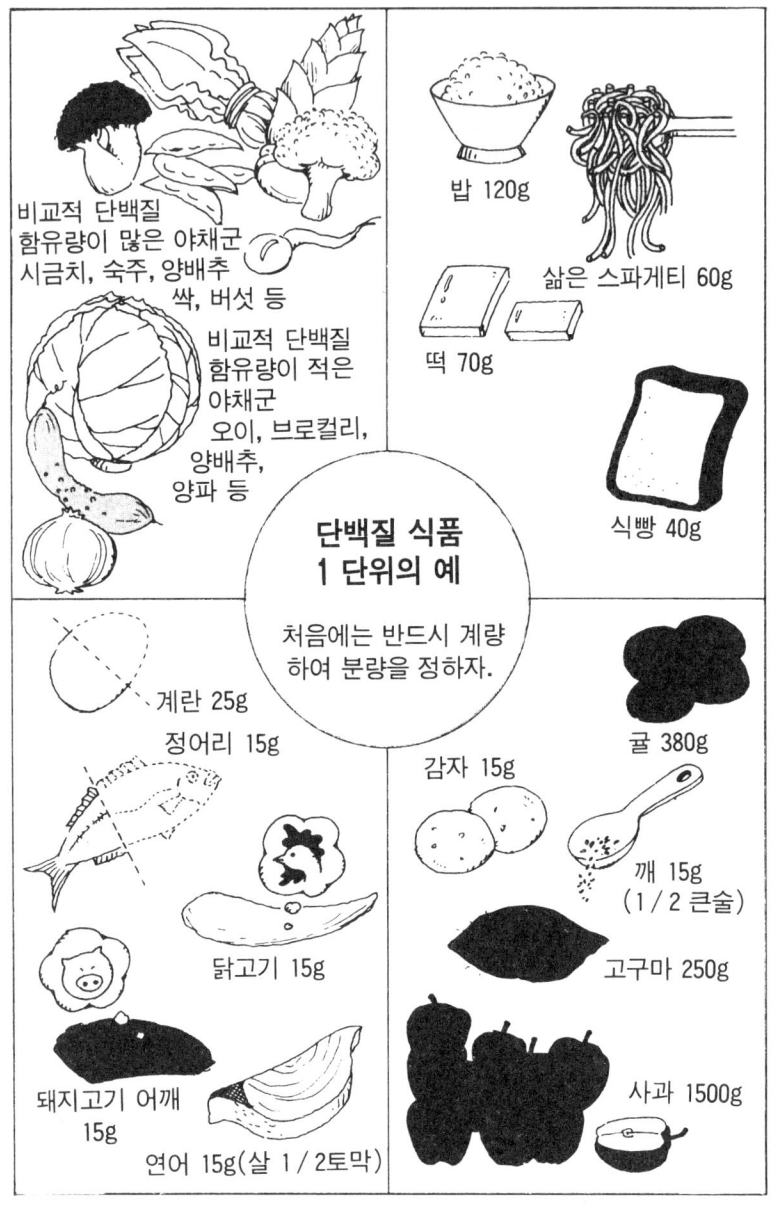

라 해도 단백질 제한이 40g 정도라면 의외로 쉬울 것 같지 않은가.

② 식염 제한(食鹽制限)이 있을 때의 주의

지방에 따라 차이는 있으나 우리의 식염 섭취는 최근에 줄고 있다.
 건강한 사람이라도 식염을 삼가하는 편이 몸에 좋으므로 하물며 신장병이 있는 사람은 비록 식염 제한이 없는 경우라도 1일 10g 이하로 억제하는 것이 중요하다.
 식염 제한의 정도는 그 병에 따라 다르지만 만성신염이나 신부전인 사람은 부가식염 6g 이하로 억제하는 것이 보통이다. 부종이나 고혈압이 있으면 부가식염 3g 이하로 또는 좀더 엄격하게 제한하는 경우도 있다.
 식염제한이 있을 때는 다음과 같은 점에 주의하자.

□조미료는 계량(計量)하여 사용한다

평균적인 식염 섭취의 내역을 보면 우선 조미료가 50%를 차지하고 절인 음식이 10%, 나머지 40%는 가공식품(빵, 면류 포함)으로 섭취하게 된다. 그러므로 감염을 하기 위해서는 우선 조미료나 저린 음식을 줄일 필요가 있다.
 식염 1g에 상당하는 조미료의 양은 그림으로 나타낸 바와 같은데 뭐니뭐니 해도 된장, 간장에는 염분이 많으므로 감염(感鹽) 된장이나 감염 간장을 사용하는 편이 유리하다.
 마요네즈, 토마토케찹, 드레싱 등은 된장이나 간장보다 식염이 적으므로 그만큼 양을 많이 사용할 수 있다.
 조미료를 사용할 때는 계량 스푼으로 정확히 재어 사용하자. 눈짐작으로 쓰면 아무래도 많아진다.

식염 된장, 간장은 미리 계량하여 랩으로 싸거나 작은 병에 넣어 두면 편리하다.

□ 가공식품은 이용하지 않는다

슈퍼에 가면 가공식품이 범람하고 있다. 그러나 가공식품에는 의외로 식염이 많다. 그 중에서도 생선 말린 것, 절임, 통조림, 햄, 소시지 등은 염분이 많으므로 요주의이다. 엄격한 제한이 있을 때는 이 가공식품들은 일체 사용하지 않는 편이 좋을 것이다.

또 간과해 버리기 쉬운 것이 빵, 면에 들어있는 식염인데 식염 제한이 엄격할 때는 다른 식품으로 바꿀 필요도 있다.

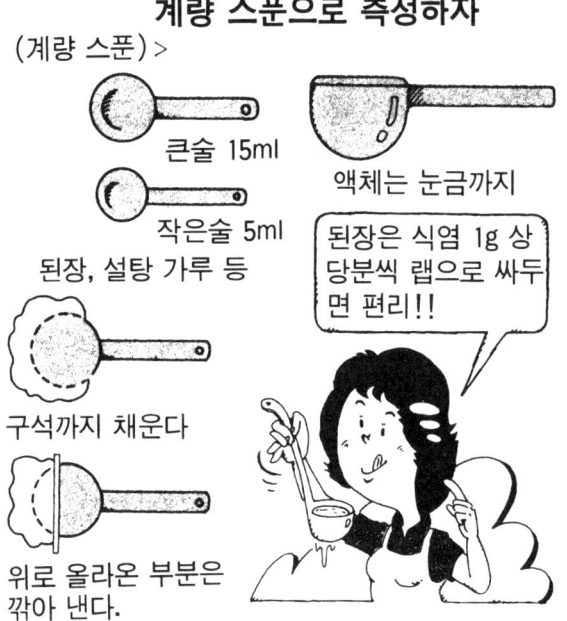
계량 스푼으로 측정하자

버터, 마아가린도 의외로 식염이 많으므로 무염 버터 등을 이용하자.

□외식(外食)은 삼가한다

최근 간이 싱거워지기는 했다지만 거리 음식점이나 식당은 아직도 짠 편이다. 특히 분식이나 중화요리는 진한 맛이 강하므로 피하는 것이 무난하다. 양식 튀김 음식은 소스 대신 레몬을 쳐 먹으면 좋을 것이다.

샐러리맨이나 학생의 경우 1일 3식을 조절하여 식이요법에 성공하기 위해서는 역시 가정에서 만든 도시락을 준비하는 것이 제일이다.

③ 감염식(減鹽食)을 맛있게 하는 연구

진한 맛에 익숙해져 있는 사람이면 염분이 적은 식사는 아무래도 뭔가 부족한 느낌이 들 것이다. 그러므로 한정된 염분으로 어떻게 맛있는 식사를 만들 것인지는 요리를 하는 사람의 실력에 의해 좌우되는데 아래의 사항을 참고로 하자.

□재료는 신선한 것을

생선류의 맛은 신선도에 의해 결정된다. 회나 구이 때 신선한 생선은 소금이나 간장을 거의 사용하지 않아도 맛있게 먹을 수 있다.

야채류도 신선도에 따라 맛이 달라지며 신선한 것은 진한 맛을 낼 필요가 없다. 게다가 냉장고에 3일 이상 두면 비타민류도 준다. 뭐니뭐니해도 신선한 재료를 선택하여 소재 자체가 지니고 있는 맛을 살린 요리를 만드는 것이 제일이다.

□ 식염(食鹽)을 중점적으로 사용한다

한정된 조미료를 여러 가지 요리에 분산하여 사용하면 모든 맛이 희미해지므로 특별히 간을 하고 싶은 것에 중점적으로 조미료를 사용하고 나머지는 소재가 지니고 있는 맛이나 신맛으로 보충한다. 그때 소스나 간장류는 미리 계량해 둔 것을 쓴다.

조림이나 국에는 다시마나 멸치국물을 이용한다. 특히 된장국도 건더기를 많이 넣고 국물은 되도록 남기도록 하는 주의가 필요하다.

□ 절임은 집에서

절임은 되도록 줄일 것. 그래도 꼭 먹어야 사는 사람은 집에서 식염을 자제하여 만들도록 하자.

감염식을 맛있게 먹는 연구

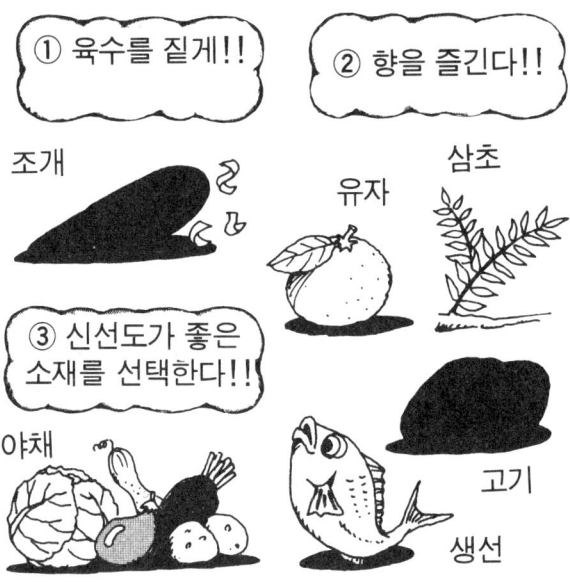

□ 신맛을 살린다

식초는 물론이고 레몬, 유자, 귤 등 신맛을 잘 이용하면 염분을 줄일 수 있다. 특히 육류나 생선류의 후라이는 뜨거울 때 레몬을 끼얹어 먹으면 소스가 없어도 충분히 맛있게 먹을 수 있다. 물론 샐러드에도 적합하다.

□ 향신료나 씨앗류를 잘 이용한다

옛날에는 향신료는 물론이고 파, 마늘, 부추 등 향이 강한 야채도 안 된다고 했었다. 그러나 최근에는 오히려 그것의 식욕을 자극하는 효과가 중시되고 있다.

향신료나 허브류를 잘 이용하면 감염요리도 부담이 없어진다. 또 깨, 호두, 땅콩 등도 갈아서 이용하면 맛있는 조미료가 된다.

□ 술의 이용

와인, 브랜디, 세리주 등은 생선요리와 육류 요리의 냄새를 없애고 풍미를 더해 준다. 예를 들면 스테이크를 구워 술을 조금 뿌리면 소금을 사용하지 않아도 맛있어 진다.

4 양질(良質)의 단백질을 취하자

신장병의 식이요법에서 단백질 제한이 있을 때는 단백질의 양 뿐만이 아니고 질이 문제가 된다. 알고 있는 바와 같이 단백질은 당질과 유지 이외의 대부분 식품에 함유되어 있으나 그 질은 식품에 따라 상당한 차이가 있다.

그러므로 단백질 제한이 엄격할수록 양질의 단백질을 효율적으로 섭취해야 한다. 양질의 단백질이라는 것은 필수 아미노산을 균형 있게 함유하고 있어야 하는 것이 조건이며 계란, 육류, 어류, 콩, 유류와 그 제품 등은 모두 양질의 단백질을 많이 함유하고 있다.

이들 식품은 식품교환표에서 말하자면 표4 그룹이므로 '표4에서 6단위 취하세요'라고 영양사가 지시하면 반드시 그것을 지킬 필요가 있다. 표4 중에서도 동물성 단백질과 식물성 단백질(두류와 그 제품)을 비교하자면 동물성 단백질 쪽이 아미노산 스코어가 된다. 따라서 단백질 제한이 엄격할 경우에는 주로 동물성 단백질을 섭취하고 특히 계란은 반드시 1단위 이상 넣도록 한다.

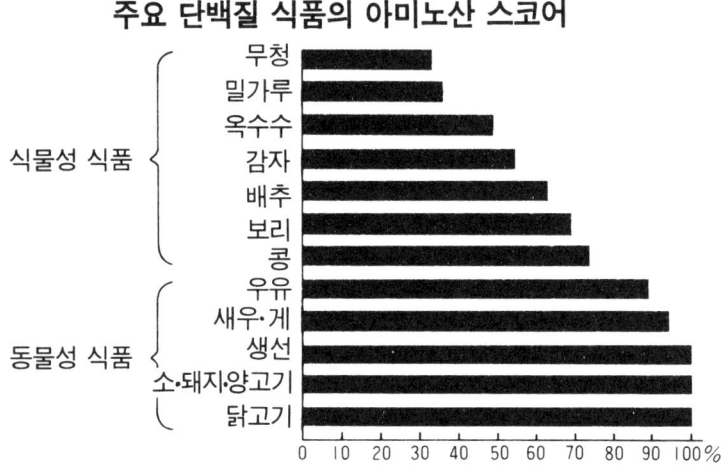

주요 단백질 식품의 아미노산 스코어

아미노산 스코어는 식품 단백질의 필수 아미노산 중, 필요량에 대해 가장 부족한 것, 즉 제1제한 아미노산의 총족률(%)을 스코어로 나타낸 것이다.

□유지류(油脂類)를 잘 이용한다

육류, 어류 등 부식의 중심이 되는 식품은 기름으로 튀기거나 볶거나 버터 구이를 하는 등 유지류와 조합하여 조리하면 에너지 상승을 가할 수 있다.

표1의 주식이 되는 식품 중에서도 1단위의 에너지가 평균 보다 높은 식품, 밥이나 떡 등을 선택하여 튀기거나 볶아내면 에너지가 높아진다. 두부, 비지 등 기름을 잘 흡수하는 식품을 선택하는 것도 좋을 것이다.

튀기거나 볶는 것 뿐만이 아니라 중국식 드레싱으로 무치는 식의 기름을 잘 이용한 요리를 연구해 보자.

□뜨거운 것은 뜨거울 때 먹는다

유지류를 사용한 요리는 자칫하면 끈끈한 느낌이 든다. 혀에 끈끈한 느낌이 들지 않으려면 되도록 따끈할 때 먹도록. 또 기름은 신맛과 잘 어울리므로 레몬이나 토마토의 신맛을 살리는 것도 좋은 방법이다.

□생선 기름을 잘 이용한다

생선은 육류에 뒤지지 않는 양질의 단백질원인데 생선에 함유되어 있는 기름도 매우 건강에 좋다는 것이 최근 밝혀졌다. 특히 정어리나 꽁치 등 등 푸른생선에 많은 에이코사펜타인산 드코사헥사인산 등 다식 불포화지방산(지방의 일종)은 혈전 예방에 우수한 효과가 있다.

신장병(腎臟病)에 따른 식이요법

한 마디로 신장병이라고 해도 여러 가지 상황이 있고 식이요법의 중요성에도 차이가 있다. 예를 들면 신우신염이나 요로결석 등은 수분 섭취에 주의하는 정도이고 특별한 식이요법은 거의 필요로 하지 않는다.

한편 급성신염, 만성신염, 네프로제 증후군, 신부전 등은 식이요법이 매우 중요시된다. 특히 신부전에서는 식이요법이 병의 진행을 막는 최대의 무기가 된다고 해도 과언이 아니다. 그러므로 병기별, 병태별로 식이요법의 구체적인 방법을 이야기해 보기로 하자.

1 급성신염(急性腎炎)의 식이요법

급성신염이 발병한 뒤 처음 7~10일간은 부종, 단백뇨, 혈뇨, 고혈압 등의 증상이 가장 심하게 나타난다. 이 시기에는 식염을 취하지 않는 것이 원칙이며 단백질도 1일 25g 정도로 엄격히 제한한다.

또 요량이 현저하게 감소하여 핍뇨나 무뇨가 되었을 때는 급성신부전이 될 때도 있다.

발병 후 1주일 이상이 지나고 심한 증상이 진정되어 가면 부가식염

3g, 단백질 50g 정도로 제한이 완화된다. 이 식사를 한 뒤 2~4주간 지나 거의 증상이 사라지는 것이 보통이다.

증상이 사라지고 회복기에 들어가면 부가식염 6g, 단백질 70g, 에너지 2000kcal로 식염을 제외하고는 대부분 보통 사람과 다름없는 식사가 된다.

또 급성신염이 발병했을 때는 보통 입원치료가 행해지는데 퇴원이 허락되는 동안 회복기 식이요법에 관해 영양사의 지도를 받아두면 좋을 것이다.

2 만성신염(慢性腎炎)의 식이요법

만성신염의 식이요법 특징은 식염 제한에 중점이 두어진다는 것이며 단백질 제한은 일반적으로 그다지 엄격하지 않다.

부종이나 고혈압이 있느냐 없느냐 있다면 어느 정도, 신장 기능의 정도에 따라 제한 정도가 달라지는데 부가식염은 1일 3~6g 정도로 제한되는 것이 보통이다.

부가식염 3g일 때는 햄, 소세지, 어묵 등 식염 함유량이 많은 가공식품은 이용하지 않도록 한다. 맛을 내는 데도 무염 버터나 감염 된장, 간장을 이용하는 편이 좋을 것이다.

식염 제한 6g 정도이면 보통 사람의 식염 사용량의 약 반이므로 요리 연구에 따라서는 그렇게 힘든 일도 아니다. 가공식품을 그래도 사용해야 할 때는 함유되어 있는 식염의 양을 확인하기 바란다.

단백질 제한은 50~70g 정도로 상당히 여유있다. 그러나 50g으로 제한되고 있을 때는 역시 동물성 단백질을 중심으로 몸에 필요한 단백질을

만성식염식의 단위배분 예

단백질 50g(17단위)·2,000kcal식 부가식염 3~6g

표1	표2	표3	표4	표5	표6
5단위	1단위	1단위	10단위	부족 에너지를 보충한다	
750kcal	150kcal	50kcal	300kcal	750kcal	

단백질 60g(20단위)·2,000kcal식 부가식염 3~6g

표1	표2	표3	표4	표5	표6
7단위	1단위	1.5단위	10.5단위	부족 에너지를 보충한다	
1050kcal	150kcal	75kcal	315kcal	410kcal	

단백질 70g(23단위)·2,000kcal식 부가식염 3~5g

표1	표2	표3	표4	표5	표6
5단위	1단위	1단위	16단위	부족 에너지를 보충한다	
750kcal	150kcal	50kcal	480kcal	570kcal	

효율적으로 섭취하도록 하자.

단백질 제한이 70g이면 보통 사람의 식사와 거의 다름이 없다. 단백질을 함유하고 있는 식품으로 다양한 식단을 짜 무리하게 단맛이나 유지류를 취하지 않아도 충분한 에너지를 확보할 수 있을 것이다. 비타민이나 미네랄이 풍부한 야채류도 듬뿍 섭취하자.

이런 만성신염의 식이요법은 고혈압이나 심장병 환자에게도 응용할 수 있다.

③ 네프로제 증후군의 식이요법

네프로제 증후군일 때는 다량의 단백뇨가 나와 저단백혈증이 되고

네프로제 증후군식의 단위배분 예

단백질 80g(27단위)·2,000kcal식 부가식품 3~6g

표1	표2	표3	표4	표5	표6
5단위	1단위	1단위	20단위	부족 에너지를 보충한다	
750kcal	150kcal	50kcal	600kcal	450kcal	

단백질 90g(30단위)·2,000kcal식 부가식염 3~6g

표1	표2	표3	표4	표5	표6
6단위	1단위	1단위	22단위	부족 에너지를 보충한다	
900kcal	150kcal	50kcal	660kcal	240kcal	

 혈액 중의 지방도 증가하므로 신염일 때는 식이요법도 달라진다. 이전에는 요로 나와 버리는 단백질을 보충하기 위해 1일 150~200g이나 되는 다량의 단백질을 섭취하게 했었으나 치료에는 지나쳐도 폐해가 있다는 것을 알게 되었다. 그러므로 단백질 섭취량은 80~100g 정도로 보통 사람의 식사와 그다지 다를 것이 없다.

 한편 네프로제 증후군에서는 부종이 강하기 때문에 식염은 제한된다. 발병기에 특히 부종이 심할 때는 부가식염 제로로, 전혀 식염을 쓰지 않는다. 육류나 생선을 무염으로 먹기는 역시 힘들다. 향신료나 향이 좋은 야채, 신선한 신맛이 있는 감귤류, 토마토, 사과 등을 쭉 이용하여 먹기 쉽게 연구하자.

 요단백이나 부종이 개선되면 식염 제한은 3~6g 정도로 완화된다.

더 나아가 단백뇨도 부종도 완전히 진정되면 식염 제한이 없어지기도 하지만 그 경우에도 부가식염은 1일 8g(자연식품에 함유되어 있는 염분을 합쳐 10g) 이하로 하는 것이 중요하다.

네프로제식은 식염 제한을 제하면 보통식과 다름이 없으므로 신부전식 등에 비하면 훨씬 편하다.

그러나 단백질 섭취량이 많으므로 동물성 지방의 지나친 섭취나 에너지의 지나친 섭취에 주의할 필요가 있다. 동물성 단백질 외 식물성 단백질인 콩이나 두부 등을 충분히 섭취하자. 또 고콜레스테롤 혈증을 막기 위해 식물유를 듬뿍 사용하는 것도 중요하다.

4 급성신부전(急性腎不全)의 식이요법

급성신부전일 때는 요가 나오지 않으므로 긴급사태이다. 이 긴급사태를 극복하기 위해 단백질을 1일 5g 이하 부가식염 제로(0)라는 엄격한 제한이 실시되는 것은 부득이한 일이다.

수분도 엄격히 제한된다. 전날의 요량 플러스 500ml까지로 제한되는 것이 보통이다. 한편 에너지는 충실히 섭취할 필요가 있어 1일 1800Kcal를 목표로 한다.

이런 식이요법을 행하는 것은 기술적으로도 어려운 일이지만 치명적인 병으로 입원 치료가 원칙이므로 병원에서 준비한 식사를 하고 수분 섭취에 주의한다. 과일도 수분이 많으므로 먹어서는 안 된다.

급성신부전도 인공투척이 행해질 때는 제한이 다소 풀린다.

5 만성신부전(慢性腎不全)의 식이요법

만성신부전식의 단위배분 예

단백질 20g(7단위)·2,000kcal식 부가식염 3~6g

표1	표2	표3	표4	표5	표6
3단위	0.5단위	0.5단위	3단위	부족 에너지를 보충한다	
450kcal	75kcal	25kcal	90kcal	1,360kcal	

단백질 30g(10단위)·2,000kcal식 부가식염 3~6g

표1	표2	표3	표4	표5	표6
4단위	0.5단위	0.5단위	5단위	부족 에너지를 보충한다	
600kcal	75kcal	25kcal	150kcal	1,150kcal	

단백질 40g(13단위)·2,000kcal식 부가식염 3~6g

표1	표2	표3	표4	표5	표6
4단위	0.5단위	1단위	7.5단위	부족 에너지를 보충한다	
600kcal	75kcal	50kcal	225kcal	1,050kcal	

　만성신부전이 되면 신장 기능은 정상의 반 이하가 되고 혈액 중에 요소질소가 쌓여 간다. 요소질소는 단백질의 분해 산물이므로 단백질을 제한할 필요가 있다. 단백질 제한은 가장 엄격할 때가 1일 20g. 이 외 30g, 40g, 증상에 따라 달라진다.
　저단백이 되는 한편 고에너지를 확보해야 하는 것이 만성신부전의 특색이다. 단백질 제한이 심할 때는 신장병용 특별식도 받아들일 필요가 있을 것이다.
　주식은 저단백의 밀가루나 전분면 등을 이용한다. 주식으로 취하는 단백질(보통 빵이나 밥에 함유되어 있는 단백질)을 절약하여 그것을 계란이나 육류, 어류 등 양질의 단백질을 효율적으로 섭취할 수 있는 식품으로 돌린다.

에너지원이 되는 설탕이나 지방은 저감미 당질분이나 마카로니 MCT 제품 등을 이용하여 되도록 많이 섭취하자.

식염의 제한은 부종이나 고혈압의 유무, 정도에 따라 3~6g 정도로 억제된다.

또 신부전에서는 칼륨이 몸에 쌓이기 쉬운데 이럴 때는 칼륨이 많은 식품으로서 야채나 과일도 제한해야 한다. 야채를 사용할 때는 물에 데칠 필요도 있다.

6 투석(透析)을 받고 있는 사람의 식이요법

이전에는 질소화합물은 투석에 의해 제거할 수 있다는 이유로 단백질을 자유로이 섭취해도 좋다고 생각했었다. 그러나 투석을 해도 제거할 수 없는 물질은 많다. 특히 요독증을 일으키는 물질이나 인 등의 유독물질이 몸에 쌓여 가므로 역시 엄격한 식이 관리가 필요하다.

우선 수분 제한이 있다. 투석을 시작하면 점차로 요량이 감소하므로 수분을 제한하지 않으면 부종이 심해지고 심장에도 악영향을 미친다. 전날의 요량 플러스 800ml까지로 제한되는 것이 보통이다. 수분 제한과 함께 식염도 1일 3g으로 엄격하게 제한된다.

단백질은 1일 30~60g 정도로 제한된다. 특히 투석을 개시한 초기에는 저단백질, 고에너지 식이요법을 지키는 것이 중요하다. 이 시기의 식이요법이 잘되면 주 2회의 혈액투석으로 충분히 사회 복귀를 할 수 있고 고칼륨 혈증이나 빈혈 악화도 예방할 수 있기 때문이다.

투석이 장기에 걸쳐 안정되어 가면 단백질 제한은 완화시킬 수 있다.

제6장

신장병 환자를 위한 사계절 식단

춘 / 하 / 추 / 동

신장병이 있는 사람의 식사 기본은 균형 잡힌 식생활에 있다. 식이요법에 대해서는 제5장에서 상세히 이야기 했으므로 이 식단예를 참고로 각각 증상에 맞는 식단을 만들어 보기 바란다.
(*표 중의 중의 단위는 g이다)

봄의 식단

나물(점심)

□요리 메모
① 숙주는 끓는 물에 데친다.
② 고비는 미지근한 물에 불린다.
③ 오이는 채썬다.
④ 참기름, 설탕, 식초, 간장을 잘 섞어 ①②와 ③을 잘 무친다.

날치 버터 구이(저녁)

□요리 메모
① 날치는 3장으로 포를 뜬다.
② 후라이팬을 대워 기름을 둘러 양면을 굽고 끝으로 버터를 넣어 향을 낸 다음 레몬을 곁들인다.

식 단		재 료	중량(기준량)
아 침	밥	현미밥	250
	소고기와 꼬투리째 먹는 청대완두 볶음	소고기(채썬 것)	20
		청대완두	10
		양파	60(소1/3개)
		기름	3(작은술1)
		소금	0.5
		간장	조금
	감자 볶음	감자	60
		소두	5
		설탕	5
		소금	0.3
	야채 저림	양배추	30
		소금	0.5
	단백질 12.6g	지방 10.0g	601kcal(식염 1.3g)
점 심	김밥(2개)	쌀밥	250
		김	0.3(1/6장)
		파래	2
		명란젓	10
		노란무	5(1/2개)
		가다랭이	0.5
		간장	3(1/2작은술)
	고기 얹은 감자	감자	70(소 1개)
		소고기	20
		설탕	3(1작은술)
		간장	4
		기름	3
	나물 양념	숙주	40
		고비	20
		오이	20(1/5개)
		참기름	4
		설탕	3(1작은술)

		식초	7
		간장	1
	요구르트	요구르트	100
	단백질 21.2g	지방 12.8g	685kcal(식염 0.2g)
저녁	밥	쌀밥	250
	날치 버터 구이	날치	80(1토막)
		기름	5
		버터	4
		소금	0.5
		레몬	6(둥글게 썰어 1/10)
	죽순 조림	죽순	50
		생미역	5
		간장	6
		설탕	3(1작은술)
	샐러드	토마토	20(2개)
		오이	20(1/5개)
		양파	20(접시)
		피망	10(접시)
		드레싱	15
	귤과 꿀	귤	130(1/2개)
		꿀	15
	단백질 27.3g	지방 16.7g	723kcal(식염 2.7g)
	단백질 **61.2g**	지방 39.5g	2,009kcal(식염 **7.5g**)

호박 조림(점심)

☐ 요리 메모

① 호박은 씨와 껍질을 제거하여 한 입 크기로 썬다.

② 냄비에 물과 고기 간 것을 넣어 불에 올리고 기름이 나오면 ①을

넣고 설탕을 넣어 2~3분 조린다. 단맛이 나면 간장을 넣고 뚜껑을 덮어 중불에서 은근히 조린다.

메모 : 조릴 때 뜨는 거품은 제거하자.

	식 단	재 료	중량(기준량)
아 침	빵	식빵	120(6장 중 2장)
	사라다와 레이즌 버터조림	사과	100(1/2개)
		레이즌	10
		설탕	5
		소금	5
	시금치 땅콩 무침	시금치	50
		땅콩버터	3
	레몬차	녹말가루	5
		설탕	5
		레몬	10(1/6개)
		물	100cc
	단백질 13.2g	지방 10.5g	522kcal(식염 1.7g)
점 심	밥	쌀밥	250
	두부 튀김	두부	100
		녹말가루	10
		밀가루	10
		양파	20(1/10개)
		미역	0.3
		기름	15
		간장	6
	소고기 얹은 호박조림	호박	80
		소고기	15
		설탕	4
		간장	4
	무청 절임	무청	30
		소금	0.3

	과일	귤	100(1/2개)
	단백질 20.2g	지방 24.2g	823kcal(식염 2.3g)
저녁	고구마밥	쌀밥	200
		고구마	40
	삼치 구이	삼치	80(1조각)
		흰깨	1
		간장	6(1작은술)
		레디쉬	10(1개)
		설탕	2
		식초	5
	야채 조림	머위	40
		생표고버섯	10
		당근	20
		곤약	40
		설탕	5(1/2큰술)
		간장	6(1작은술)
	된장국	모시조개	10
		파	5
		된장	10
	디저트	후루츠 젤리	28
	단백질 26.2g	지방 10.1g	656kcal(식염 3.8g)
	단백질 59.6g	지방 44.8g	2,001kcal(식염 7.8g)

무 곁들인 닭찜(점심)

□요리 메모

① 닭고기 가슴살은 칼집을 넣어 고루 익도록 다듬어 술을 뿌려 잠시 둔다.

② 김이 오르는 찜통에 ①을 넣고 쪄낸다.

③ 식초와 간장으로 양념을 만든다.
④ ①을 접시에 담고 무 간 것을 얹는다.
⑤ ③의 양념에 찍어 먹는다.

	식 단	재 료	중량(기준량)
아 침	별미밥	쌀밥	200
		토란	60
		김	0.3
		간장	6(1작은술)
	초무침	오이	20(1/5개)
		당면	10
		보리새우	10
		참기름	3
		간장	2
		식초	5
	무 절임	무	30
		무잎	10
		생강	1
		소금	0.5
	단백질 10.4g	지방 6.0g	490kcal(식염 2.3g)
점 심	밥	쌀밥	250
	무 곁들인 닭찜	닭고기 가슴살	70
		술	3
		무잎	1
		무 간 것	40
		식초	5
		간장	3(1/2작은술)
	실곤약 무침	실곤약	70
		꼬투리째 먹는 청대완두	10
		우엉	10
		흰깨	1

		설탕	4(1작은술)
		기름	3
		간장	6
	후르츠	딸기	60
	단백질 22.6g	지방 16.4g	637kcal(식염 1.8g)
저녁	밥	쌀밥	250
	레몬 곁들인 전갱이 버터 구이	전갱이	80
		버터	7
		소금	0.7
		레몬	10(1/6개)
	봄똥 절임	봄똥	40
		간장	4
	야채 샐러드	토마토	30(1/6개)
		아스파라가스	30
		오이	30(1/3개)
		레터스	7
		마요네즈	15(1큰술)
	찹쌀 경단 쨈 무침	찹쌀 경단	40
		딸기쨈	20
	단백질 27.8g	지방 24.6g	878kcal(식염 2.4g)
	단백질 60.8g	지방 47.0g	2,005kcal(식염 6.5g)

유부쌈(저녁)

□요리 메모

① 유부는 뜨거운 물에 담그어 기름을 빼 반으로 썰어 벌려 둔다.

② 삶은 계란은 반으로 자른다.

③ 돼지고기, 죽순, 실곤약, 당근 말린 표고버섯은 채썰어 육수에

조리다가 그린피스를 넣고 불을 끈다.
④ ②와 ③을 각각 유부 속에 넣어 이쑤시개로 여민다.
⑤ 냄비에 물과 조미료를 넣고 ④와 머위를 조린다.

	식 단	재 료	중량(기준량)
아침	토스트	식빵	120(6장 중 2장)
		마아가린	8(2작은술)
		꿀	20
	시금치 무침	시금치	30
		양배추	60
		멸치	5
		흰깨	1(1/3작은술)
		참기름	4(1작은술)
		설탕	2
		식초	7
	후루츠	바나나	120(큰 것 1개)
	단백질 15.3g	지방 16.7g	610kcal(식염 2.4g)
섬심	밥	쌀밥	250
	생연어 뫼니에르	생연어	70
		밀가루	10(1큰술)
		버터	5(1작은술)
		소금	0.5
		레몬	(1/10개)
	두릅 볶음	두릅	60
		꼬투리째 먹는 청대완두	10
		새우	10
		생강	1
		기름	1(1작은술)
		설탕	3(1작은술)
		간장	6(1작은술)
	무 절임	무	40

		소금	0.5
		가다랭이	0.3
	단백질 24.7g	지방 14.6g	632kcal(식염 2.5g)
저녁	그린피스밥	쌀밥	220
		그린피스	10
		소금	0.3
	유부쌈	유부	20
		계란	25(1/2개)
		당근	10
		죽순	20(1/9개)
		말린 표고버섯	0.3
		그린피스	3
		돼지고기	5
		설곤약	10
		설탕	5(1/2큰술)
		간장	8
		장식	2개
		머위	40
	겨자 무침	세 잎	40
		어묵	10(1/4개)
		겨자장	3
	젤리	한천	1(1/6개)
		우유	100
		설탕	15
		건포도	10
		생크림	20
	단백질 21.0g	지방 24.2g	759kcal(식염 2.8g)
	단백질 61.0g	지방 55.5g	2,001kcal(식염 7.7g)

닭레바 조림(점심)

□요리 메모

① 닭간은 물에 담구어 피를 빼고 깨끗히 씻어 한 입 크기로 썬 뒤 끓는 물에 담구었다 꺼낸다.

② 당근, 우엉은 채썰고 우엉은 엷은 맛을 빼 각각 데친다.

③ 두툼한 냄비에 기름을 둘러 ①을 볶고 ②와 감자, 어묵을 넣어 조린다.

대구 튀김(저녁)

□요리 메모

대구에 소량의 밀가루를 뿌려 옷을 입혀 바삭하게 튀겨 낸다.

	식 단	재 료	중량(기준량)
아침	토스트	식빵	80(8장 중 2장)
		딸기쨈	20
	계란 구이	계란	50(1개)
		기름	3(1작은술)
		레터스	7
		토마토케찹	5
		마요네즈	10
	베지터블 소테	믹스베지터블	60
		소금	0.5
		기름	3(1작은술)
	후르츠	사과	100(1/2개)
	단백질 16.0g	지방 22.4g	569kcal(식염 2.1g)
점심	밥	쌀밥	250
	닭간 조림	닭간	40
		감자	70(작은 것 1개)

		당근	20
		어묵	20(1/9개)
		우엉	20
		설탕	5(1/2큰술)
		간장	9
		기름	5
	무 절임	잘라 말린 무	7
		파	5
		생강	1
		흰깨	1(1/3작은술)
		설탕	3(1작은술)
		식초	5(1작은술)
	단백질 19.3g	지방 8.3g	630kcal(식염 1.9g)
저녁	밥	쌀밥	250
	대구 튀김	대구	80(1조각)
		밀가루	15(2큰술)
		김	조금
		기름	12(1큰술)
	양배추 레몬	양배추	30
		레몬	10
		우스타소스	5
	야채 조림	당면	10
		당근	10
		파	10
		설탕	5(1/2큰술)
		참기름	5
		간장	6(1작은술)
		육수	조금
	꼬투리째 먹는 청대완두 조림	꼬투리째 먹는 청대완두	40
		설탕	3(1작은술)
		미림	2
		간장	6(1작은술)
	단백질 23.9g	지방 19.1g	777kcal(식염 3.0g)

| 단백질 59.2g | 지방 49.8g | 1,976cal(식염 7.0g) |

계란 볶음(점심)

□ 요리 메모

① 계란은 볶는다.
② 당근은 채썰고 배추는 3cm로 썬다.
③ 달군 후라이팬에 기름을 두르고 ②를 볶아 불을 끄기 직전에 ①을 넣어 조미한다.

색다른 만두(저녁)

□ 요리 메모

① 고기 간 것 대신 삶은 감자를 으깨 야채와 잘 섞는다.
② ①을 5등분하여 넣고 그린피스를 얹는다.

	식 단	재 료	중량(기준량)
아침	밥	쌀밥	250
	된장국	시래기	10
		감자	40(작은 것 1/2개)
		된장	10(1/2큰술)
		육수	적당히
	납두	납두	40(작은 것 1개)
		파	5
		간장	6(1작은술)
	절임	무	30

		무잎	10
		소금	0.5
	요구르트	가당요구르트	100(1개)
	단백질 20.0g	지방 6.1g	590kcal(식염 3.1g)
점심	밥	쌀밥	250
	방어 구이	방어	70(1조각)
		미림	3(1/2작은술)
		간장	8(1/2큰술)
	무 초	무	40
		식초	5
	계란 볶음	계란	25(1/2개)
		당근	10
		파	40
		배추	30
		샐러드유	5(1작은술)
		소금	0.5
	오이 절임	오이	30(작은 것 1/3개)
		소금	0.3
	디저트	사과젤리	60(1개)
	단백질 26.7g	지방 21.6g	747kcal(식염 2.5g)
저녁	밥	쌀밥	250
	색다른 만두	만두피	20(5장)
		감자	30
		배추	30
		파	20
		생강	1
		그린피스	4
		녹말가루	3(1작은술)
		기름	1(1/4작은술)
		파세리	1.5
		간장	8
	중국식 샐러드	양배추	20

	당근	10
	당면	10
	닭 가슴살	10(1/4개)
	참기름	5(1작은술)
	설탕	3(1작은술)
	식초	7
	간장	3(1/2작은술)
후르츠	바나나	120(큰 것 1개)
단백질 13.5g	지방 7.7g	682kcal(식염 2.3g)
단백질 60.2g	지방 35.4g	2,019kcal(식염 7.9g)

삶은 돼지고기 후렌치 절임(저녁)

□요리 메모
① 돼지고기는 통째 냄비에 삶는다.
② 양파는 가능한 얇게 썰어 냉수에 담갔다 건진다.
③ 오이는 둥글게 썬다.
④ 샐러드유와 식초를 섞어 ②③을 넣고 ①의 돼지고기를 얇게 썰어 담군다.

고비와 유부 조림(저녁)

□요리 메모
① 고비는 물에 불려 3cm로 썬다.
② 유부는 기름기를 빼 채썬다.

식 단		재 료	중량(기준량)
아 침	밥	쌀밥	250
	된장국	무	30
		무잎	10
		된장	10
	실곤약 조림	실곤약	60
		당근	10
		설탕	4
		간장	6
		기름	3(1작은술)
	버터 조림	감자	80
		설탕	7(2작은술)
		버터	3
	절임	양배추	30
		오이	10(1/6개)
		소금	0.3
	단백질 10.5g	지방 7.5g	600kcal(식염 2.8g)
점 심	밥	쌀밥	250
	어묵 치즈 구이	어묵	70(1장)
		치즈	30
		기름	3
		무 말랭이	1.5
	후르츠 샐러드	키위	60
		레터스	7
		마요네즈	10
	시금치 무침	시금치	50
		김	0.3
		간장	3(1/2작은술)
	단백질 23.0g	지방 20.1g	684kcal(식염 3.0g)
저 녁	밥	쌀밥	250
	삶은 돼지고기 후렌치	돼지고기	80
	절임	양파	30

	오이	5
	샐러드유	7(1/2큰술)
	식초	3(1작은술)
고비와 유부 조림	고비	35
	유부	5
	그린피스	5
	설탕	5(1/2큰술)
	미림	3
	간장	8(1큰술)
무청 절임	무청	30
	소금	0.3
후루츠	2바나나	100(1개)
단백질 26.9g	지방 16.0g	722kcal(식염 1.9g)
단백질 60.4g	지방 43.6g	2,006kcal(식염 7.7g)

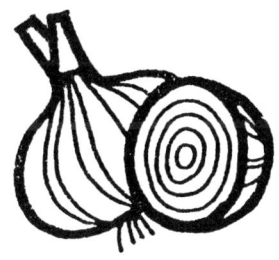

여름의 식단

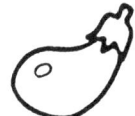

소스 뿌린 가지 구이 (점심)

□ 요리 메모
① 가지는 반으로 갈라 채썬다.
② 기름을 데워 튀겨내 기름을 뺀다.
③ 소스를 만들어 끼얹는다.
메모: 가지는 차가워도 맛있게 먹을 수 있다.
① 가지는 잘 씻어 꼭지를 둔 채 껍질을 줄무늬로 벗긴다.
② ①을 찜통에 쪄 냉장고에 넣어 식혀 먹기좋게 썰어 생강, 간장을 찍어 먹는다.

식 단		재 료	중량(기준량)
아 침	밥	쌀밥	250
	날계란	계란 간장	50(1개) 6(1작은술)
	무 초 절임	무 김	50 0.5

		식초	3(1작은술)
	야채 절임	양배추	30
		오이	10
		소금	0.5
	단백질 14.0g	지방 6.9g	472kcal(식염 1.9g)
점심	밥	쌀밥	250
	장어 구이	장어	70
		삼초가루	조금
		간장	6(1작은술)
	소스 얹은 가지 튀김	가지	80(큰 것 1개)
		기름	10
		녹말가루	3
		설탕	1
		간장	4
	후르츠	수박	120(1/15개)
	단백질 23.3g	지방 28.1g	750kcal(식염 2.2g)
저심	밥	쌀밥	220
	닭고기 구이	닭고기	70
		마늘	1
		생강	1
		참기름	3(1작은술)
		소금	0.5
		토마토	30(1/6개)
	콘 소테	콘	50
		기름	3
		소금	0.3
	감자 조림	감자	60(작은 것 1개)
		실곤약	40
		그린피스	5
		설탕	3(1작은술)
		간장	0.6(1작은술)
	사과 콤포트	사과	100(1/2개)

		설탕	10(1큰술)
		버터	3
		레몬즙	조금
	단백질 23.4g	지방 22.9g	790kcal(식염 2.1g)
	단백질 60.7g	지방 57.9g	2,012kcal(식염 6.2g)

야채 어묵 볶음 (점심)

☐ 요리 메모

① 야채와 어묵은 채썬다.

② 닭고기는 녹말가루를 뿌려 끓는 물에 데친다.

③ 냄비를 달구어 기름을 넣어 카슈너츠와 야채를 단단한 순으로 볶아 조리한다.

감자 레몬 절임(저녁)

☐ 요리 메모

① 감자는 껍질을 벗겨 채썰어 물에 씻는다.

② 물기를 거둔 감자를 끓는 물에 삶는다.

③ 파세리는 다져 넣는다.

	식 단	재 료	중량(기준량)
아 침	식빵	식빵	80(8장 중 2장)
	오믈렛	계란	50(1개)
		설탕	3
		기름	3

		마카로니소테	마카로니	15
			양파	30(1/6개)
			케찹	10(1/2큰술)
			소금	0.5
			기름	3
		핫밀크	우유	100cc
		단백질 18.4g	지방 18.1g	551kcal(식염 2.2g)
점심		밥	쌀밥	250
		어묵 야채 볶음	어묵	30(1/3장)
			꼬투리째 먹는 청대완두	20
			데친 죽순	20
			양파	40
			피망	20(1/2개)
			표고버섯	1
			카슈너츠	5
			닭고기	20
			녹말가루	7
			간장	3(1/2큰술)
			소금	0.7
			참기름	3
		가지 겨자 절임	가지	40(큰 것 1/2개)
			겨자	조금
			간장	4
		후르츠	복숭아	200(1개)
		단백질 19.1	지방 11.6g	654kcal(식염 2.9g)
저녁		밥	쌀밥	180
		양배추를 곁들인 돈까스	돼지고기	70
			밀가루	15
			빵가루	17(1/3컵)
			기름	12(1큰술)
			양배추	30
			소스	7

감자 레몬 절임	감자	40(1/2개)
	레몬	10(1/6개)
	파세리	1
	설탕	3(1작은술)
	식초	5
	소금	0.5
전병	전병	20
	꿀	15
단백질 23.3g	지방 19.5g	784kcal(식염 1.4g)
단백질 60.8g	지방 49.2g	1,989kcal(식염 6.5g)

냉우동 (점심)

□요리 메모

① 숙주는 살짝 데치고 오이는 채썬다.

② 닭고기는 삶아 채썬다.

③ 미역은 물에 불려 썬다.

④ 식힌 우동을 접시에 담고 ① ② ③과 귤, 삶은 계란을 얹어 양념장을 끼얹는다.

청대완두 참깨 무침(점심)

□요리 메모

데친 청대완두를 빻은 깨, 설탕, 미림 간장을 섞어 무친다.

식 단	재 료	중량(기준량)

아침	밥	쌀밥	250
	치킨 소테	닭고기	70
		기름	5(1/2큰술)
		케첩	10
		소금	0.5
	토란 조림	토란	70
		설탕	5(1/2큰술)
		소금	0.7
	어니어스라이스 드레싱	양파	30(작은 것 1/6개)
		샐러드유	7
		식초	3
		소금	0.3
	단백질 16.7g	지방 18.0g	648kcal(식염 1.7g)
점심	냉우동 양념장	우동	230
		숙주	30
		오이	20(1/5개)
		닭고기	20
		삶은 계란	25(1/2개)
		미역	2
		미림	30
		식초	6
		육수	적당량
		설탕	3(1작은술)
		간장	6(1작은술)
		참기름	4
	청대완두 참깨 무침	청대완두	30
		참깨	2
		설탕	4
		미림	3
		간장	4
	디저트, 와인젤리, 아이스 크림, 체리	한천	1(1/6개)
		허니와인	10

		설탕	20(2큰술)
		아이스크림	50
		체리	20(2개)
	단백질 17.4	지방 23.5g	692kcal(식염 2.4g)
저녁	밥	쌀밥	250
	농어회	농어	80
		무	80
		겨자간장	6(1작은술)
	호박 조림	호박	90
		소두	10
		설탕	5(1/2큰술)
		소금	0.7
	부추 절임	부추	40
		간장	4(1작은술)
	후르츠	바나나	100
	단백질 28.4g	지방 3.8g	676kcal(식염 2.9g)
	단백질 62.5g	지방 45.3g	2,016kcal(식염 7.0g)

참마 사과 무침(점심)

□요리 메모

① 참마는 반으로 갈라 껍질을 두껍게 벗겨 굵직하게 썬다.
② 사과는 심을 도려내고 껍질채 참마와 같은 크기로 썬다.
③ 김은 살짝 구워 가늘게 썬다.
④ ①②③에 식초를 뿌려 잘 무친다.
 메모 : 참마는 감자류 중에서 유일하게 가열하는 것보다 생으로 먹는 편이 소화율이 좋은 식품이다.

	식 단	재 료	중량(기준량)
아침	밥	쌀밥	250
	된장국	미역	2
		파	20
		된장	10
		육수	적당량
	마요네즈 얹은 어묵구이	어묵	70(1장)
		김	1
		마요네즈	10
	참마 사과 무침	참마	50
		사과	20
		김	조금
		식초	3
	파 절임	파	10
		가다랭이	1
		간장	3(1/2작은술)
	단백질 17.5g	지방 9.8g	578kcal(식염 3.5g)
점심	밥	쌀밥	250
	두부 조림	두부	100
		오이	10
		생강	1
		미림	30
		당면	8
	청대완두 깨 무침	청대완두	15
		그린피스	3
		당근	15
		돼지고기	10
		계란	25(1/2개)
		설탕	3
		간장	6(1작은술)
	후르츠	메론	40

			오렌지 젤리	70ml(1개)
	단백질 18.9		지방 11.4g	749kcal(식염 2.9g)
저녁	밥		쌀밥	220
	소고기 포도주 구이	소고기	80
		양파	20
		적포도주	3
		표고버섯	20
		기름	4
		무즙	40
		파	3
		간장	6(1작은술)
	파인애플 샐러드	파인애플	30
		양배추	40
		딸기	20
		샐러드유	7
		식초	4
	오이 절임	오이	30(1/3개)
		무잎	1(1장)
		소금	0.3
	단백질 24.4g		지방 24.8g	667kcal(식염 1.6g)
	단백질 60.8g		지방 46.0g	1,994kcal(식염 8.0g)

머위와 고비 조림 (저녁)

☐ 요리 메모

① 머위는 어슷하게 채썬다.

② 고비는 3cm 정도로 썬다.

③ 곤약은 3cm 정도로 채썬다.

④ 냄비를 달구어 기름을 넣어 ③을 볶고 ②와 ①을 넣고 물 조금, 설탕, 간장을 넣어 약한 불에서 조린다.

	식 단	재 료	중량(기준량)
아침	밥	쌀밥	220
	두부	두부	50
	참마 초무침	참마	20
		당면	10
		설탕	5(1/2큰술)
		식초	5
		소금	0.3
	돼지고기 소테	돼지고기	20
		피망	30
		소금	0.5
		기름	3
	단백질 13.1g	지방 12.6g	649kcal(식염 1.0g)
점심	스파게티 미트소스	스파게티	80
		버터	3
		돼지고기	35
		양파	30(작은 것 1/6개)
		당근	5
		표고버섯	5
		토마토케찹	10(1/2큰술)
		소스	7(1/2큰술)
		밀가루	10
		기름	10
		소금	0.2
		가루치즈	3
	샐러드	레터스	7
		양배추	20
		키위	30(작은 것 1/2개)

		토마토	30(1/6개)
		마요네즈	15(1큰술)
	아이스크림	샤벳트	100
	단백질 22.0	지방 32.7g	843kcal(식염 2.1g)
저녁	밥	쌀밥	220
	넙치회	넙치	80
		무	15
		무잎	1
		겨자	조금
		간장	6cc(1작은술)
	머위와 고비 조림	머위	30
		고비	20
		곤약	40
		설탕	3
		기름	3(1작은술)
		간장	8(1/2큰술)
	깨 무침	청대완두	30
		깨	2
		간장	3(1/2작은술)
	후르츠	비파	60(2개)
	단백질 24.4g	지방 6.3g	508kcal(식염 3.7g)
	단백질 59.5g	지방 51.6g	2.000kcal(식염 6.8g)

고로케(저녁)

□ 요리 메모

① 감자는 껍질채 4등분하여 삶아서 뜨거울 때 껍질을 벗겨 으깬다.
② 양파, 당근은 다진다.
③ 후라이팬에 ②와 간 고기를 볶아 소금으로 간을 한다.

④ ①과 ③을 잘 섞어 모양을 만들어 밀가루 계란 빵가루 순으로 옷을 입혀 보기 좋게 튀긴다.
⑤ 기름을 빼 접시에 담고 레터스를 곁들인다.

	식 단	재 료	중량(기준량)
아 침	밥	쌀밥	220
	된장국	양배추	30
		된장	10
		육수	적당량
	비지 볶음	비지	30
		당근	10
		고기 간 것	10
		그린피스	3
		설탕	5(1/2큰술)
		기름	4(1작은술)
		간장	6
	오이 절임	오이	30(1/3개)
		새순	2
		소금	0.5
	아보가드	아보가드	50
		레몬	10cc
	단백질 13.0g	지방 17.4g	568kcal(식염 2.9g)
점 심	밥	쌀밥	220
	가다랭이 생강 구이	가다랭이	70
		생강	3
		간장	6
		기름	3
	컬러 플라워 초무침	컬러플라워	50
		설탕	1
		식초	3
	커티지치즈 곁들이	사과	50(1/4개)

		귤	30
		커티지치즈	30
		설탕	3(1작은술)
	단백질 34.2	지방 14.5g	642kcal(식염 1.6g)
저녁	밥	쌀밥	180
	고로케	감자	60
		고기 간 것	10
		양파	20
		당근	10
		밀가루	10
		계란	적당량
		빵가루	17
		기름	15
		소금	0.5
		레터스	7
		케찹	10
	이색 소테	콘	40
		피망	40(1개)
		기름	3
		소금	0.7
	후르츠	파인애플	200(1/10조각)
	단백질 13.3g	지방 22.8g	789kcal(식염 1.9g)
	단백질 60.5g	지방 54.7g	1,999kcal(식염 6.4g)

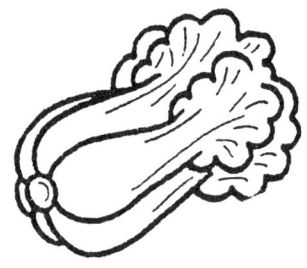

가을의 식단

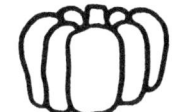

별미밥(점심)

□ 요리 메모
① 닭고기는 설탕, 간장으로 볶는다.
② 어묵은 2cm 정도로 썰고 육수, 설탕, 간장으로 조린다.
③ 계란은 후라이팬에 구워낸다.
④ 밥을 지어 ①②③을 3등분하여 얹는다.

	식 단	재 료	중량(기준량)
아침	토스트	식빵	120(6장 중 2장)
		마아가린	8(2작은술)
	고구마 조림	고구마	90(1/2개)
		레이즌	10
		설탕	5(1/2큰술)
	샐러드	양파	30(작은 것 1/6개)
		오이	20
		사과	20(1/8개)
		샐러드유	7

		드레싱	설탕	1
			식초	4(1작은술)
			소금	0.3
			후루	조금
		홍차	홍차	2(1작은술)
			각설탕	10(2개)
	단백질 12.4g		지방 18.4g	666kcal(식염 2.1g)
점심	별미맛 계란 구이		쌀밥	200
			닭고기	30
			설탕	3
			간장	4
			어묵	4
			계란	25(1/2개)
			기름	1
	팥죽		경단	10
			팥	10
			설탕	10(1큰술)
			소금	0.3
	곁들이		비엔나소세지	30(작은 것 2개)
			기름	3
			체리 토마토	30
	단백질 21.9		지방 20.4g	687kcal(식염 2.7g)
저녁	밥		쌀밥	250
	꼬치고기 구이		꼬치고기	80
			무	40
			간장	6(1작은술)
	쑥갓 절임		쑥갓	60
			깨	2
			간장	4(1작은술)
	연근 초무침		연근	30
			설탕	3(1작은술)
			식초	4(1작은술)

	김	조금
후르츠	감	250(1개)
단백질 26.0g	지방 6.7g	632kcal(식염 2.3g)
단백질 60.3g	지방 45.5g	1,985kcal(식염 7.1g)

닭냄비(저녁)

□ 요리 메모

① 배추와 쑥갓은 데쳐 쑥갓을 심으로 배추를 말아 3cm 길이로 썬다.

② 무청은 껍질을 벗겨 데쳐 5mm 두께로 썬다.

③ 실곤약은 데쳐 적당히 썰어 둔다.

④ 파는 어슷 썬다.

⑤ 닭고기는 한입 크기로 썰고 구운 두부도 한입 크기로 썬다. 표고버섯은 반으로 썬다.

⑥ 냄비에 국물을 자작하게 끓여 ①~⑤의 재료를 넣어 끓이면서 먹는다. 끝으로 그 국물에 우동을 넣어 먹는다.

	식 단	재 료	중량(기준량)
아침	밥	쌀밥	250
	국	세 잎	2
		밀기울	2
		육수	150
		소금	1
	두부 조림	두부	20
		설탕	10(1큰술)
		소금	0.2

	무말랭이조림	무말랭이	10
		당근	10
		설탕	4
		기름	3(1작은술)
		간장	6(1작은술)
		육수	적당량
	단백질 12.6g	지방 4.9g	560kcal(식염 2.4g)
점심	밥	쌀밥	250
	갈치구이	갈치	80
		깨	2(1작은술)
		미림	3
		기름	3
		무즙	1.5
		토마토	30(1/6개)
		간장	6(1작은술)
	실러샐러드	당면	15
		오이	10(1/10개)
		마요네즈	15
	참마초무침	참마	60
		김	0.1
		설탕	3(1작은술)
		식초	5(1작은술)
		겨자	조금
	단백질 24.8	지방 21.7g	770kcal(식염 1.7g)
저녁	밥	쌀밥	220
	닭냄비	닭고기	40
		실곤약	50
		밀기울	4
		우동	40
		생표고버섯	10
		양파	20
		배추	60

		쑥갓	30
		무청	40
		구운 두부	50
		설탕	5(1/2큰술)
		미림	6(1작은술)
		간장	18(1작은술)
후르츠		배	90(1/2개)
단백질 23.3g		지방 11.9g	631kcal(식염 3.6g)
단백질 60.7g		지방 38.5g	1,961kcal(식염 7.7g)

두부 조림(점심)

□ 요리 메모

① 두부는 적당히 썬다.
② 닭고기, 양파 다진 것. 녹말가루를 섞어 2개의 덩어리를 만든다.
③ ①과 ②를 냄비에 넣고 조린다.
④ 청대완두를 곁들인다.

	식 단	재 료	중량(기준량)
아침	밥	쌀밥	250
	무 무침	무	40
		당근	10
		소금	0.5
		흰깨	2
		설탕	4
		식초	5(1작은술)
	맛김	김	1
	소테	고기소시지	20

		곤약	40
		참기름	3
		소금	0.5
	단백질 10.0g	지방 6.8g	470kcal(식염 1.9g)
점심	밥	쌀밥	220
	두부 조림	두부	20
		양파	15(1/12개)
		고기 간 것	20
		녹말가루	3
	장식 청대완두	설탕	4
		간장	10
		청대완두	10
	호박 조림	호박	90
		소두	10
		설탕	5(1/2큰술)
		소금	0.2
	후르츠	바나나	100(1개)
	단백질 25.0	지방 13.3g	722kcal(식염 2.2g)
저녁	밥	쌀밥	220
	귤 후라이	귤	90(작은 것 5개)
		밀가루	15
		계란	적당량
		빵가루	20(약 1/2컵)
		기름	15(1큰술)
		레터스	10
		레몬	6(1/10조각)
		소스	8cc(1/2큰술)
	콘비프 소테	양파	30(작은 것 1/6개)
		스위트콘	7
		콘비프	10
		감자	40
		기름	3(1작은술)

	소금	0.5
후르츠	포도	100
단백질 21.6g	지방 24.3g	835kcal(식염 2.1g)
단백질 56.6g	지방 44.4g	2,027kcal(식염 6.2g)

맛탕(점심)

☐ 요리 메모

① 고구마는 껍질을 벗겨 대강 썰어 잠시 물에 담구어 둔다.
② ①을 채에 걸러 물기를 없애고 행주로 수분을 닦아 낸다.
③ ②을 두번 튀긴다. 두번째는 약간 고온에서 튀기면 바삭해 진다.
④ 중국 냄비에 설탕, 물, 기름을 잘 섞어 중불에 졸여 검정깨를 넣는다.
⑤ ④에 튀긴 고구마를 넣어 재빨리 무친다.

	식 단	재 료	중량(기준량)
아침	밥	쌀밥	250
	계란구이	계란	50(1개)
		버터	3(1작은술)
		레터스	7
		케찹	10
	생선 조림	생선	7
	양배추절임	양배추	7
	단백질 14.0g	지방 9.3g	516kcal(식염 1.5g)
점심	국수	국수	230
		닭고기	30
		어묵	25(1/6개)

		시금치	30
		파	5
		육수	적당량
		설탕	1(1/3작은술)
		간장	1
		미림	3
		소금	2
		멸치	1
	맛탕	고구마	100
		기름	10
		검정깨	2
		설탕	10(1큰술)
		간장	1
		기름	1
	단백질 18.1	지방 194.g	633kcal(식염 3.0g)
저녁	밥	쌀밥	250
	소고기 구이	소고기	80
		피망	40
		케찹	10(1/2큰술)
		소스	10(2작은술)
		기름	3(1작은술)
		레몬즙	3cc(1/2작은술)
		마요네즈	7
	피푼샐러드	피푼	15
		당근	10
		양파	10
		소금	0.3
		오이	10(1/10개)
		레이즌	5
		마요네즈	10(2작은술)
	후르츠	감	150(1개)
	단백질 25.2g	지방 24.9g	859kcal(식염 1.9g)

| 단백질 57.3g | 지방 53.6g | 2,008kcal(식염 6.4g) |

오므라이스(점심)

☐ 요리 메모

① 달군 후라이팬에 기름을 붓고 젓가락으로 저은 계란을 부어 볶듯이 부친다.
② 마찬가지로 닭고기를 볶아 소금으로 간을 하여 밥을 넣어 볶는다.
③ ②를 모양 있게 접시에 담고 그 위에 ①을 얹고 위에 케찹을 친다.

메모 : 볶은밥은 전용 그릇도 있으나 공기나 원형 접시에 담아도 좋다.

	식 단	재 료	중량(기준량)
아 침	밥	쌀밥	250
	된장국	배추	30
		된장	10
		육수	적당량
	유부구이	유부	20
		파	10
		생강	1
		깨	1
		간장	4(1작은술)
	무 절임	무	30
		소금	0.3
		설탕	1(1/3작은술)
		식초	5(1작은술)

	단백질 13.0g	지방 9.0g	494kcal(식염 2.3g)
점심	오무라이스	쌀밥	220
		닭고기	20
		기름	5
		소금	1
		계란	50(1개)
		기름	1
		케찹	15
	샐러드	양배추	20
		샐러리	10
		레터스	7
		오이	20(1/5개)
		청대완두	5
		파인애플	20
		샐러드유	7
		설탕	1(1/3작은술)
		식초	4(1작은술)
	삶은 밤	밤	50
	단백질 18.7	지방 23.3g	695kcal(식염 1.7g)
저녁	밥	쌀밥	250
	삼치구이	삼치	80
		생강	1
		밀가루	15
		기름	3(1작은술)
		레몬	10(1/6개)
		무	40
		간장	6(1작은술)
	연근과 고기조림	연근	40
		닭고기	10
		실곤약	30
		흰깨	1
		설탕	3(1작은술)

		참기름	3(1작은술)
		간장	4(1작은술)
	후르츠	배	200(1개)
	단백질 29.0g	지방 23.0g	835kcal(식염 2.2g)
	단백질 60.7g	지방 55.3g	2,024kcal(식염 6.2g)

옥새송어 무니에르(점심)

☐ 요리 메모

① 옥새송어는 물에 잘 씻어 미끈거림을 없앤다.

② 내장을 꺼내 배에 손가락을 넣어 껍질을 벗기고 소금물로 뱃속까지 씻는다.

③ 옥새송어에 소금 후추를 뿌려 밀가루를 무치고 여분의 가루는 턴다.

④ 후라이팬에 버터를 녹여 겉을 노릇하게 굽는다. 레터스, 레몬과 함께 접시에 담는다.

	식 단	재 료	중량(기준량)
아 침	빵	식빵	80(8장 중 2장)
		마마레드	20(1큰술)
	화이트스튜	마카로니	10
		닭고기	10
		당근	10
		양파	40(1/5개)
		밀가루	7(1큰술)
		스킴밀크	4
		버터	7

		소금	1
	후르츠	바나나	120(큰 것 1개)
	단백질 13.9g	지방 10.7g	534kcal(식염 3.3g)
점심	밥	쌀밥	220
	옥새송어구이	송어	80
		밀가루	10
		버터	5
		레몬	10
		레터스	10
		간장	6(1작은술)
	숙주나물	숙주	60
		쑥갓	20
		간장	4(1작은술)
		육수	적당량
	오이절임	오이	40
		파세리	15
		설탕	1(1/3작은술)
		식초	5(1작은술)
		술	3
	젤리빈즈	젤리빈즈	20
	단백질 26.6g	지방 12.2g	629kcal(식염 2.3g)
저녁	밥	쌀밥	250
	치킨햄버거	닭고기	60
		양파	50
		빵가루	3
		계란	적당량
		녹말가루	3
		기름	5
		양배추	30
		토마토케찹	10
		소스	5
	귤	귤	35(1/2개)

베지터블 소테	믹스베지터블	40
	기름	3(1작은술)
	소금	0.5
고구마조림	고구마	40
	레이즌	5
	설탕	5(1/2큰술)
	미림	3
단백질 21.3g	지방 19.8g	816kcal(식염 1.5g)
단백질 60.8g	지방 42.7g	1,979kcal(식염 7.1g)

즉석 사과 구이(점심)

□ 요리 메모

① 사과는 심을 빼 껍질을 벗겨 2cm 로 썰어 물에 담근다.
② 설탕과 시나몬을 섞어 시나몬슈거를 만든다.
③ 후라이팬에 마아가린을 녹여 ①을 놓고 뚜껑을 덮어 약한 불에 굽는다. 뒤집어 색이 노래지면 ②의 반을 넣어 굽는다.
④ 그릇에 담고 뜨거울 때 ②의 나머지를 끼얹는다.

	식 단	재 료	중량(기준량)
아침	밥	쌀밥	250
	된장국	무	30
		당근	10
		된장	10
	감자조림	감자	70
		새우	2
		기름	3(1작은술)

		설탕	3(1작은술)
		간장	6(1작은술)
	오이절임	오이	30(1/3개)
		소금	0.3
	단백질 11.6g	지방 5.2g	503kcal(식염 2.8g)
점심	밥	쌀밥	220
	고기완자	닭고기	60
		파	30
		계란	5(1/10개)
		기름	12
		설탕	3(1작은술)
		소스 간장	6(1작은술)
		녹말가루	3
	당면튀김	당면	5
		기름	3(1작은술)
	겨자초무침	숙주	60
		피망	20
		설탕	1
		겨자	조금
		식초	5
		간장	2
	즉석사과구이	사과	180(1개)
		마아가린	5
		설탕	10(1큰술)
		시나몬	조금
	단백질 20.5g	지방 28.8g	832kcal(식염 1.8g)
저녁	밤밥	쌀	40
		찹쌀	80
		밤	30
		깨	1.5
		수수	조금
	꼬치고기구이	꼬치고기	80

	무(즙)	40
	간장	6(1작은술)
녹미채볶음	녹미채	4
	실곤약	30
	당근	10
	청대완두	2
	참기름	3
	설탕	4
	간장	6(1작은술)
오뎅	어묵	10
	파	5
	소금	0.3
	생강	조금
	육수	적당량
단백질 27.4g	지방 9.4g	654kcal(식염 3.4g)
단백질 59.5g	지방 43.4g	1,989kcal(식염 8.0g)

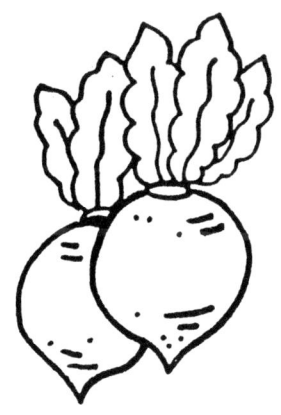

겨울의 식단

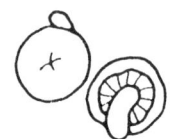

버섯전골(저녁)

□ 요리 메모

① 버섯은 반으로 잘라 물에 불린다.
② 곤약도 1장을 12개로 썰어 둔다.
③ 연근은 껍질을 벗겨 1cm 길이로 썰고 당근은 꽃모양으로 썬다.
④ 육수에 ①~③을 넣고 끓으면 조미하여 약한 불에 조린다.
⑤ 접시에 담고 청대완두를 곁들인다.

	식 단	재 료	중량(기준량)
아침	잡탕	떡	100
		닭고기	20
		시금치	20
		고구마	20
		소금	0.5
		간장	2
		유자	조금
	어묵조림	어묵	20

		고구마	80
		설탕	10(1큰술)
		밤	50
	단백질 13.0g	지방 5.0g	579kcal(식염 1.4g)
점심	샌드위치	식빵	80
		마카로니	8
		로스햄	20
		양배추	30
		소금	0.3
		삶은 계란	10(1/5개)
		마요네즈	15
		토마토	30
	크림포차	아이스크림	30
		한천	0.6
		바나나	30
		귤	30
		파인애플	30
		벌꿀	30
		약과	40
		벌꿀	10
		흑설탕	10
	단백질 14.6g	지방 28.5g	531kcal(식염 2.4g)
저녁	밥	쌀밥	250
	생선구이	도미	100
		간장	9(1/2큰술)
	버섯전골	토란	60
		연근	30
		버섯	20
		곤약	40
		당근	20
		청대완두	10
		설탕	7

	간장	9(1/2큰술)
절임	야채	15
단백질 31.6g	지방 4.9g	625kcal(식염 4.2g)
단백질 59.2g	지방 38.4g	1,935kcal(식염 8.0g)

버섯 조림(저녁)

☐ **요리 메모**

① 우엉은 껍질을 벗겨 한입 크기로 썬다.
② 당근은 껍질을 벗겨 한입 크기로 썰어 둔다.
③ 연근은 껍질을 벗겨 1cm 길이로 썰어 데친다.
④ 버섯은 반으로 썰어 물에 불린다.
⑤ 냄비에 육수를 붓고 ①~④를 넣어 조린 뒤 설탕 간장으로 간을 하고 청대완두를 살짝 데쳐 얹는다.

	식 단	재 료	중량(기준량)
아침	밥	쌀밥	250
	고구마 조림	유부	40(큰 것 1/4장)
		고구마	70
		파	20
		참기름	3
		설탕	4
		간장	6(1작은술)
	후렌치 무침	곤약	50
		무	10
		흰깨	2
		샐러드유	7
		식초	3(1작은술)

		간장	조금
		소금	0.5
	단백질 13.0g	지방 17.0g	643kcal(식염 1.7g)
점심	국수볶음	중국면	120
		돼지고기	20
		양배추	30
		숙주	30
		당근	10
		생선소세지	20
		기름	5
		소금	0.5
		생강	7
		소스	10
	후르츠샐러드	딸기	20
		레이즌	10
		복숭아	30
		찹쌀가루	20
		마요네즈	10
	단백질 16.1g	시방 23.1g	635kcal(식염 2.6g)
저녁	밥	쌀밥	250
	방어회	방어	80
		무	15
		겨자	조금
		간장	8(1큰술)
	버섯조림	버섯	30
		당근	20
		우엉	30
		연근	30
		청대완두	5
		설탕	7
		간장	8
		육수	적당량

팽이버섯 초무침	팽이버섯	50
	설탕	3(1작은술)
	식초	5(1작은술)
	김	조금
후르츠	김	100(1개)
단백질 29.8g	지방 14.3g	724kcal(식염 3.2g)
단백질 58.9g	지방 54.4g	2,002kcal(식염 7.5g)

요구르트 포테토(점심)

☐ 요리 메모

① 고구마는 껍질을 벗겨 1cm로 깍둑썰기하여 물에 담그어 둔다.

② 냄비에 고구마와 설탕, 버터, 우유를 넣어 중간불로 끓이다가 불을 줄이고 뚜껑을 덮어 부드러워질 때까지 천천히 조린다.

③ 보울에 ②를 넣어 식으면 브랜디를 조금 뿌려 풍미를 낸다.

④ 접시에 ③을 담고 요구르트를 뿌리고 잼을 곁들인다.

	식 단	재 료	중량(기준량)
아침	된장잡탕	떡	100
		무	20
		당근	10
		고구마	20(작은 것 1/2개)
		쑥갓	20
		된장	10(1/2큰술)
		육수	적당량
	생선 부침	생선 구이	30
	무 조림	무	40
		당근	10

		소금	0.5
		설탕	3(1작은술)
		식초	5(1작은술)
		유자	조금
	사과마요네즈 무침	사과	100(1/2개)
		마요네즈	15
	단백질 10.4g	지방 13.9g	521kcal(식염 2.2g)
점심	국수	국수	170
		참마	40
		메추리알	10(1개)
		설탕	5(1/2큰술)
		간장	15
		육수	적당량
	요구르트 포테토	고구마	80
		버터	5
		우유	15
		브랜디	조금
		프레인요구르트	30
		딸기잼	20
	젤리캔디	젤리캔디	30
	단백질 14.7g	지방 11.2g	625kcal(식염 3.1g)
저녁	밥	쌀밥	250
	방어구이	방어	80
		설탕	3(1작은술)
		간장	6(1작은술)
		기름	3(1작은술)
		무	1.5
	시금치 무침	시금치	70
		깨	2(1작은술)
		설탕	3
		간장	3(1/2작은술)
	계란찜	계란	30(3/5개)

	표고버섯	5
	세 잎	2
	어묵	5
	닭고기	10
	육수	100cc
	소금	0.2
디저트	후르츠젤리	70
단백질 33.2g	지방 24.6g	802kcal(식염 2.2g)
단백질 58.3g	지방 49.7g	1,948kcal(식염 7.5g)

나물(점심)

☐ 요리 메모

① 시금치는 물에 씻은 뒤 데쳐 4cm 정도로 썰고 숙주는 씻어 둔다.
② 닭고기는 삶아 잘게 찢어 둔다.
③ 오이는 씻어 4cm 정도로 채썬다.
④ 보울에 참기름과 설탕, 간장, 식초를 넣어 잘 섞어 ①~③의 재료를 넣어 무친다.

	식 단	재 료	중량(기준량)
아 침	토스트	식빵	80(8장 중 2장)
		마아가린	6
	샐러드	고구마	60
		프로세스치즈	15
		그린피스	5
		마요네즈	10
	당면 수프	당면	10
		부추	10

		콘소메	2
		소금	0.3
	후르츠	사과	100(1/2개)
	단백질 11.9g	지방 19.6g	544kcal(식염 3.2g)
점심	밥	쌀밥	250
	오믈렛	계란	75(1.5개)
		기름	3
		소금	0.3
	나물 양념	시금치	20
		숙주	40
		오이	20
		닭고기	10
		참기름	3(1작은술)
		설탕	3(1작은술)
		간장	3(1/2작은술)
		식초	7
	무청 절임	무청	30(작은 것 1개)
		소금	0.3
	후르츠	그레이프후르츠	100(1/2개)
	단백질 21.6g	지방 15.9g	633kcal(식염 1.4g)
저녁	밥	쌀밥	250
	두부냄비	두부	100
		파	20
		게	20(1개)
		연어	40(1/2조각)
		숙주	20
		당근	20
		쑥갓	30
		배추	40
		무(즙)	40
		대파	5
		간장	5

	식초	7
	고춧가루	조금
플라워피치	복숭아	50
	생크림	30
	설탕	20(2큰술)
단백질 27.2g	지방 23.8g	813kcal(식염 1.2g)
단백질 60.7g	지방 59.3g	1,990kcal(식염 5.8g)

당면과 닭고기 샐러드(아침)

☐ 요리 메모

① 당면은 삶아 적당히 썬다.

② 닭고기는 삶아 가늘게 찢는다.

③ 보울에 조미료를 넣어 잘 섞어 소스를 만들어, ①, ②를 함께 넣어 무친다.

어묵 조림(점심)

☐ 요리 메모

① 어묵과 양파는 적당히 썬다.

② 닭고기를 삶아 양파, 어묵과 함께 약한 불에서 조린다.

	식 단	재 료	중량(기준량)
아 침	밥	쌀밥	250
	두부	두부	40(작은 것 1개)
		파	5

		간장	6(1작은술)
	당면과 닭고기 샐러드	당면	10
		닭고기	20
		설탕	3(1작은술)
		참기름	3
		식초	5(1작은술)
		간장	2
		고춧가루	조금
	야채 절임	양배추	30
		소금	0.5
	단백질 17.0g	지방 16.7g	629kcal(식염 2.1g)
점심	짬뽕	쌀밥	200
		베이컨	15
		계란	17(1/3개)
		기름	1
		표고버섯	20
		죽순	5
		파	20
		그린피스	3
		기름	5
		케찹	10
		소금	0.5
	어묵조림	어묵	50
		양파	60
		닭고기	5
		설탕	2
		간장	6(1작은술)
	후르츠	감	40(1개)
	단백질 17.1g	지방 16.7g	694kcal(식염 2.5g)
저녁	밥	쌀밥	250
	연어구이	연어	60
		미림	6(1작은술)

	간장	6(1작은술)
	기름	4(1작은술)
	무	40
	간장	4
샐러드	무청	30(1조각)
	소금	0.3
	오이	20
	어묵	20
	미역	1
	흰깨	2
	마요네즈	10
고구마조림	고구마	70
	설탕	5(1/2큰술)
단백질 25.4g	지방 17.9g	703kcal(식염 3.1g)
단백질 59.5g	지방 51.3g	2.026kcal(식염 7.7g)

포치드 에그(아침)

□요리 메모

① 물을 듬뿍 넣고 끓여 식초를 조금 넣고 계란을 풀어 넣는다. 계란을 넣은 후에는 끓이지 말 것.

② 흰자가 굳기 시작하면 젓가락으로 노른자를 얹고 떠오르면 채에 걸러 물기를 뺀다.

③ 육수, 설탕, 간장, 물에 푼 녹말가루를 넣어 소스를 만들어 접시에 담은 ②에 끼얹는다.

식 단	재 료	중량(기준량)
밥	쌀밥	250

제6장 / 신장병 환자를 위한 사계절 식단 219

아 침	된장국	배추 어묵 된장 육수	30 2 10 적당량
	포치드 에그	계란 녹말가루 설탕 간장 육수 식초	50(1개) 3 2(1작은술) 적당량 5
	연근조림	연근 실곤약 설탕 기름 간장	40 30 4 3(1작은술) 6(1작은술)
	오이절임	오이 소금	30 0.3
	단백질 16.3g	지방 10.7g	577kcal(식염 2.9g)
점 심	떡구이	떡 꿀 흑설탕	100(2조각) 20 10
	어묵치즈구이	어묵 가루치즈 기름 양배추 기름 소금	70(1장) 1 3(1작은술) 50 3(1작은술) 0.5
	후르츠		100(1/2개)
	단백질 13.1g	지방 7.5g	510kcal(식염 1.9g)
저 녁	밥 스튜	쌀밥 닭고기 양파	250 40 30

	감자	40
	마카로니	10
	밀가루	7
	버터	7
	스킴밀크	4(2작은술)
	콘소메	2
	소금	0.5
생굴 샐러드	생굴	90(5개)
	소금	1
	샐러리	20
	술	조금
	샐러드유	7
	식초	4(1작은술)
	레몬즙	10
	가루겨자	조금
후르츠	곶감	40(1개)
단백질 28.2g	지방 22.7g	881kcal(식염 2.8g)
단백질 57.6g	지방 40.9g	1,968kcal(식염 7.6g)

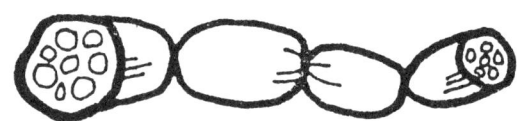

신장병 예방의 포인트

□**당뇨병, 통풍, 고혈압증인 사람은 요주의**
이들 성인병이 원인이 되어 심한 심장병에 걸리는 일이 있다. 의사의 지시에 따라 복용약이나 상호는 관리에 힘써 신장으로 불똥이 튀는 것을 방지하자.

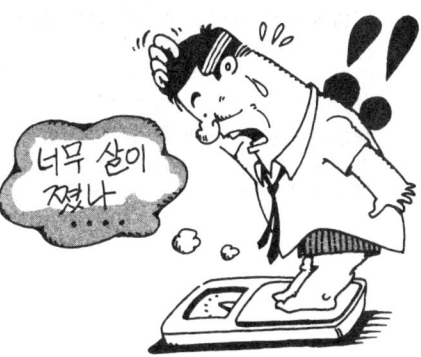

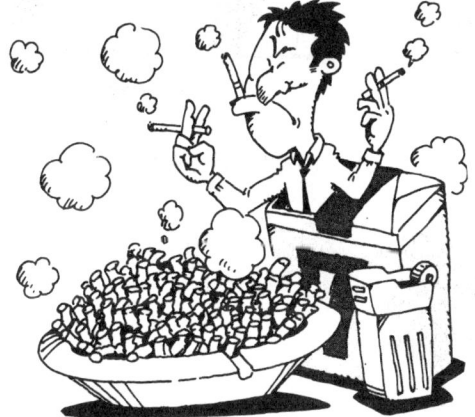

□**술, 담배는 삼가한다**
과음이나 과도한 흡연은 신장에도 악영향을 미친다. 절주, 금연을 명심하자.

□**정기 검진을 받자**
직장이나 학교에서의 건강 진단이나 배뇨를 받을 수 없는 가정주부나 자영업을 하는 사람은 년 1회는 건강 검진을 받아 병을 조기에 발견할 수 있도록 하자.

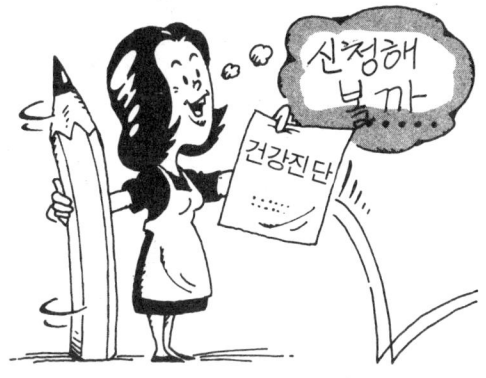

감염 등에 걸린 뒤에는 완전히 나았는지 어떤지 확인하자

□물을 자주 마시고 배뇨를 참지 말 것
건강한 사람이라면 물을 자주 마시고 다량의 요를 배설하는 편이 신장에 부담이 되지 않는다. 평소부터 충분한 수분 섭취에 주의하자. 체내의 물 흐름을 좋게 하기 위해 배뇨를 참지 않는 것도 중요하다.

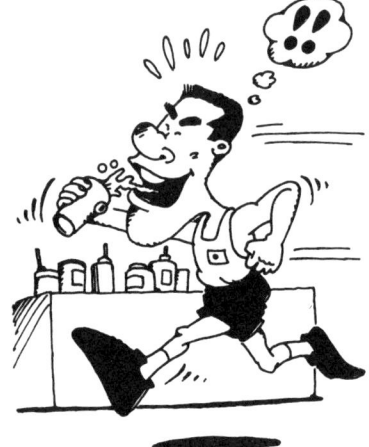

□올빼미형 생활을 피한다
신장의 활동 리듬에 맞추어 주간에 활동을 하고 야간에는 충분히 쉬자. 과로나 정신적 스트레스도 신장에 부담이 된다.

□감염증을 예방하자
여러 가지 감염증이 신염의 유인이 된다. 언제나 몸을 청결히 하고 밸런스 잡힌 식사를 하여 감염증을 예방하자.

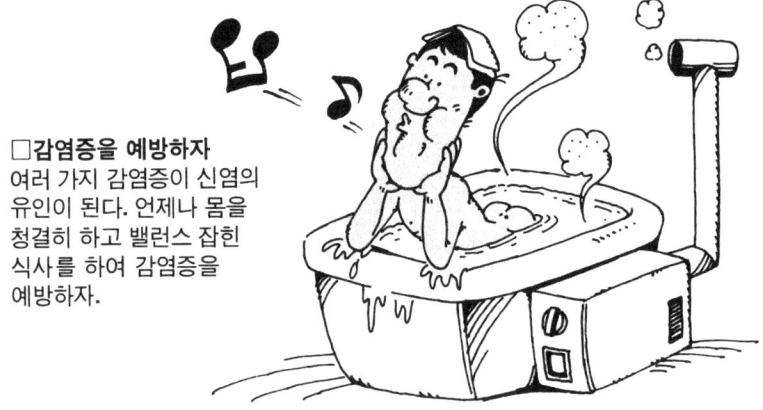

신장병 예방의 포인트 223

감염증 예방에는 신장에 과도한 부담을 주지 않는 자연 생활 리듬을 만드는 것. 감염증을 예방하는 것이 중요하다.

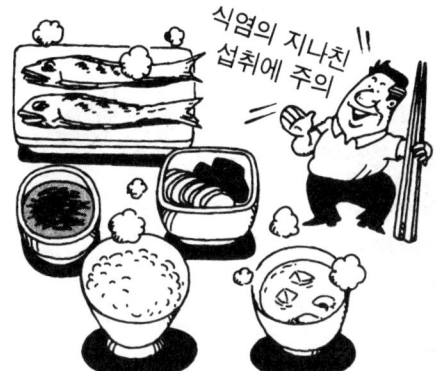

□**식염을 삼가하자**
한식의 결점은 식염의 지나친 섭취 모든 음식의 맛을 심심하게 하는 것에 주의하고 1일 식염 섭취량은 10g까지로 억제하자.

□**식물성 섬유를 듬뿍 섭취하자**
식물성 섬유는 변비, 당뇨병, 신장결식 등의 예방이 된다. 비타민, 미네랄도 풍부한 이들 식품을 매일 식탁에 올리자.

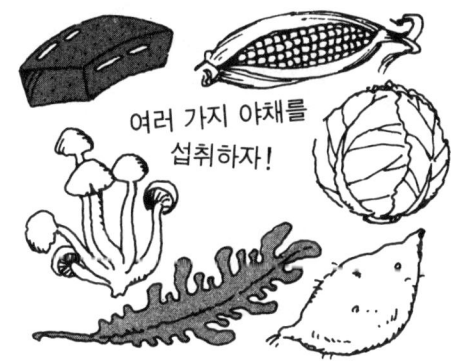

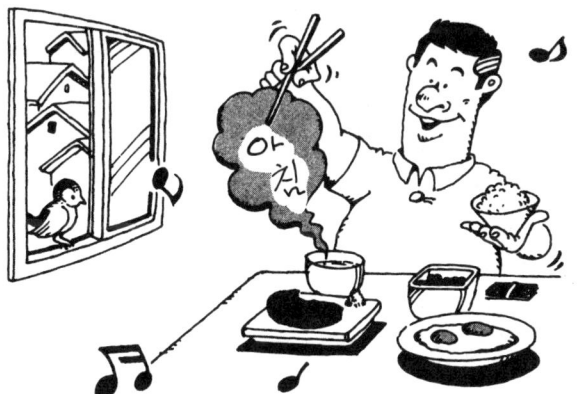

□**하루 섭취 세 끼 식사를 규칙적으로 하자**
아침은 거르고 1일 1식의 식습관은 건강을 해친다. 아침, 점심, 저녁 세 끼를 모두 섭취하고 건강한 생활 리듬을 만들자.

신장병 조기 발견의 포인트

☐ 젊은 사람이나 어린이의 경우

☐ **급성 신염의 유발 계기는 감염증**
감기 / 편도염 / 인두염 / 기관지염 / 성홍열 / 중이염 / 부비강염 / 폐렴 / 피부병

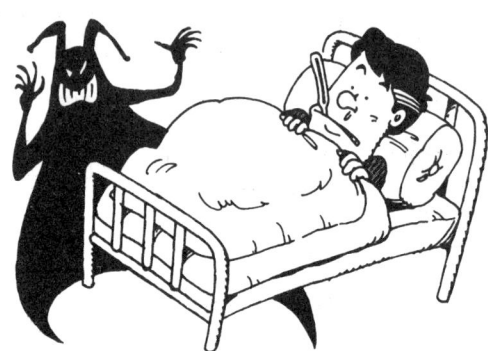

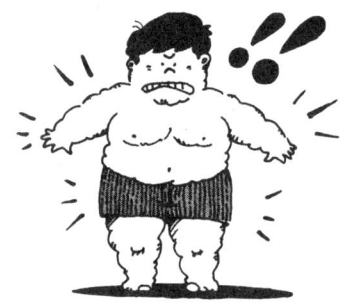

• 전신이 붓는다.

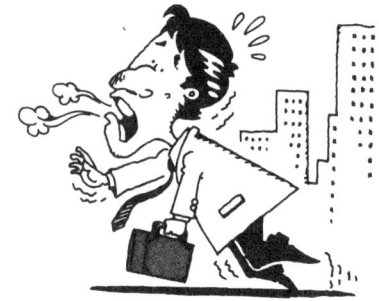

• 몸이 나른하다.

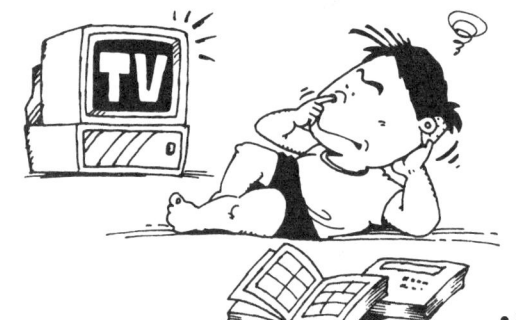

☐ **이런 증상이 있으면 곧 진찰을 받자**
특히 눈꺼풀이 붓는다
얼굴이 붓는다.
요량이 적다.
요의 횟수가 줄었다.
두근거림, 숨가쁨이 있다.
두통이 있다.

• 학교에서 돌아와도 기운이 없이 골골하다

신장병 조기 발견의 포인트

□성인의 경우

□**주의해야 할 전신 증상**
부종 / 운동하거나 식염을 많이 섭취한 뒤의 부종 / 빈혈 / 눈꺼풀 안쪽, 잇몸, 손톱색 등의 붉은 기운이 적다 / 나른하고 쉽게 피로하다 / 두근거림, 숨가쁨, 현기증 / 안색이 나쁘다 / 피부의 윤기가 없고 창백하다 / 두통이 있다 / 사물이 잘 보이지 않는다

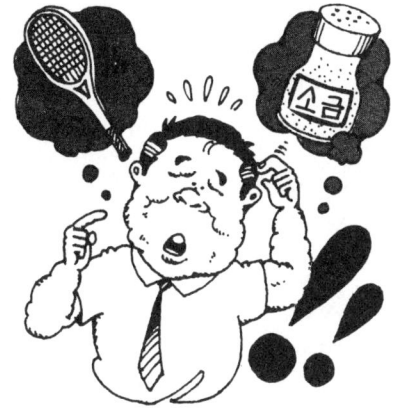

• 운동하거나 식염 섭취 뒤의 부종

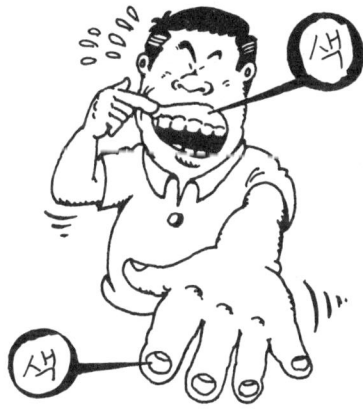

• 손톱, 잇몸 색이 나쁘다

• 사물이 잘 보이지 않는다

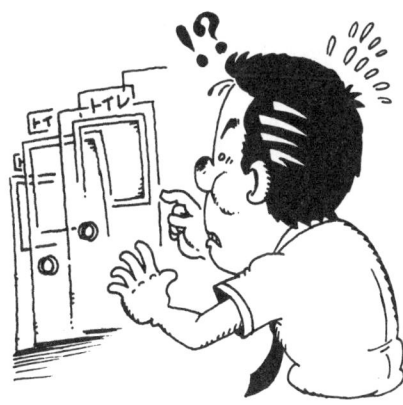

판권본소	권사유

신장병 예방과 치료 요양식

2020년 04월 20일 인쇄
2020년 04월 30일 발행

지은이 | 현대건강연구회
펴낸이 | 최 원 준

펴낸곳 | 태 을 출 판 사
서울특별시 중구 다산로38길 59(동아빌딩내)
등 록 | 1973. 1. 10(제1-10호)

ⓒ2009. TAE-EUL publishing Co.,printed in Korea
※잘못된 책은 구입하신 곳에서 교환해 드립니다.

■ 주문 및 연락처
우편번호 0 4 5 8 4
서울특별시 중구 다산로38길 59 (동아빌딩내)
전화 : (02)2237-5577 팩스 : (02)2233-6166

ISBN 978-89-493-0499-1   13510